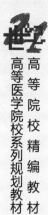

高等医学院校系列规划教材 高等院校精编教材

局部解剖学实验

张媛媛 任振华 ◎ 主编

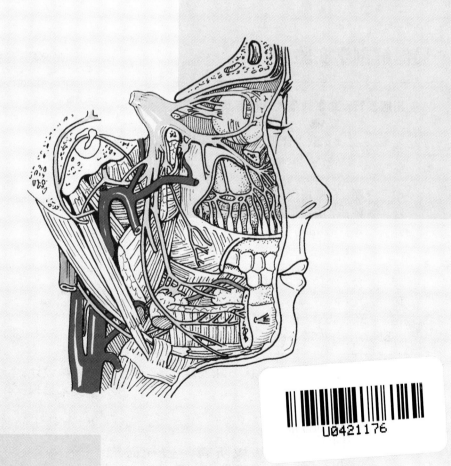

北京师范大学出版集团
安徽大学出版社

图书在版编目(CIP)数据

局部解剖学实验/张媛媛,任振华主编. —合肥:安徽大学出版社,2019.6
ISBN 978-7-5664-1888-3

Ⅰ. ①局… Ⅱ. ①张… ②任… Ⅲ. ①局部解剖学-实验-医学院校-教材 Ⅳ. ①R323-33

中国版本图书馆 CIP 数据核字(2019)第 119254 号

局部解剖学实验

张媛媛 任振华 主编

出版发行：北京师范大学出版集团
　　　　　安徽大学出版社
　　　　　(安徽省合肥市肥西路3号 邮编230039)
　　　　　www.bnupg.com.cn
　　　　　www.ahupress.com.cn
印　　刷：合肥现代印务有限公司
经　　销：全国新华书店
开　　本：184mm×260mm
印　　张：10
字　　数：185千字
版　　次：2019年6月第1版
印　　次：2019年6月第1次印刷
定　　价：30.00元
ISBN 978-7-5664-1888-3

策划编辑：刘中飞　武溪溪　陈玉婷　　　装帧设计：李　军
责任编辑：陈玉婷　武溪溪　　　　　　　美术编辑：李　军
责任印制：赵明炎

版权所有　侵权必究
反盗版、侵权举报电话：0551—65106311
外埠邮购电话：0551—65107716
本书如有印装质量问题，请与印制管理部联系调换。
印制管理部电话：0551—65106311

本书编委会

主　审　徐胜春　李光武
主　编　张媛媛　任振华
副主编　邓雪飞　涂丽莉
编　委（以姓氏拼音为序）
　　　　　邓雪飞　方　萌　焦　轶　梁　亮
　　　　　孟庆玲　庞　刚　任振华　苏彦艳
　　　　　涂丽莉　张媛媛
绘　图　陈　珩

前 言

局部解剖学是人体解剖学的重要分科之一,是临床医学专业重要的桥梁课程,实践性强是其最大特点。理解和掌握各器官局部层次结构、重要器官的位置、形态、毗邻以及临床意义,可以为将来的临床工作奠定坚实的解剖学基础。

为了帮助医学专业学生学习和掌握局部解剖学内容,我们根据局部解剖学特点,结合教学实际,组织多位长期从事局部解剖学教学和科研工作的一线教师编写了这本《局部解剖学实验》。全书分为绪言、头部、颈部、胸部、腹部、盆部与会阴、脊柱区、上肢和下肢9个部分,每个章节均由实验目的与要求、学习要点、实验教具和实验操作指导4个部分组成。其中,实验操作指导部分是局部解剖学实验的核心内容,涵盖操作要点、操作步骤和注意事项等,着重培养学生的观察和实践操作能力。

本书根据国家级规划教材《局部解剖学》的实验教学要求进行编写,内容方面除借鉴国内外同类教材的优点外,更注重培养学生的动手能力。全书详尽细致地描述了实验观察和解剖操作过程,力求对学生的局解操作过程有切实的指导意义。同时,结合教学内容,分章设置了练习题,以便学生更系统、更全面、更高效地学习和实践。作为实验教材,本书以可操作性为宗旨,培养学生的思维能力、自主学习能力和动手操作能力,力求做到知识的科学性、系统性和适用性的统一。

本书可供高等医学院校研究生、"5+3"一体化和五年制临床医学专业本科生使用,也可作为解剖学实验的教师参考用书。

由于自身能力和经验所限,书中错误之处在所难免,编写内容和方式是否妥当、合理也需在教学实践中得到进一步检验。恳请使用本书的广大师生不吝赐教,给予批评、指正,以便使本书日臻完善。

编 者
2019年4月

目 录

绪 言 ··· 1

　一、人体分部和层次结构概况 ··· 1
　二、解剖器械的准备和使用 ··· 3
　三、人体各种结构的解剖方法 ··· 4
　四、解剖操作的具体要求 ·· 6

第一章　头　部 ·· 7

　实验目的与要求 ·· 7
　学习要点 ··· 7
　　一、概述 ·· 7
　　二、面部 ·· 7
　　三、颅部 ·· 8
　实验教具 ··· 9
　实验操作指导 ·· 9
　　一、面部 ·· 9
　　二、颅部 ·· 17

第二章　颈　部 ·· 23

　实验目的与要求 ·· 23
　学习要点 ··· 23
　　一、概述 ·· 23
　　二、颈部层次结构 ·· 24

三、颈前区 …………………………………………………………………… 24
　　四、胸锁乳突肌区和颈根部 ……………………………………………… 25
　　五、颈外侧区 ………………………………………………………………… 26
　　六、颈部淋巴结 ……………………………………………………………… 26
实验教具 ………………………………………………………………………… 27
实验操作指导 …………………………………………………………………… 27
　　一、颈部浅层结构 …………………………………………………………… 27
　　二、舌骨上区 ………………………………………………………………… 28
　　三、舌骨下区和胸锁乳突肌区 …………………………………………… 29
　　四、颈外侧区和颈根部 ……………………………………………………… 30

第三章　胸　部 …………………………………………………………… 32

实验目的与要求 ………………………………………………………………… 32
学习要点 ………………………………………………………………………… 32
　　一、概述 ……………………………………………………………………… 32
　　二、胸壁 ……………………………………………………………………… 32
　　三、胸膜与胸膜腔 …………………………………………………………… 33
　　四、膈 ………………………………………………………………………… 33
　　五、肺 ………………………………………………………………………… 34
　　六、纵隔 ……………………………………………………………………… 34
实验教具 ………………………………………………………………………… 35
实验操作指导 …………………………………………………………………… 35
　　一、皮肤切口 ………………………………………………………………… 35
　　二、胸前外侧壁 ……………………………………………………………… 36
　　三、胸膜与肺 ………………………………………………………………… 37
　　四、肋间隙后部 ……………………………………………………………… 38
　　五、纵隔 ……………………………………………………………………… 38

第四章　腹　部 …………………………………………………………… 42

实验目的与要求 ………………………………………………………………… 42
学习要点 ………………………………………………………………………… 42
　　一、概述 ……………………………………………………………………… 42
　　二、腹前外侧壁 ……………………………………………………………… 43

三、结肠上区 ··· 44
　　　四、结肠下区 ··· 45
　　　五、腹膜后隙 ··· 45
　实验教具 ··· 46
　实验操作指导 ··· 47
　　　一、腹前外侧壁 ··· 47
　　　二、腹膜与腹膜腔 ······································· 49
　　　三、结肠上区 ··· 50
　　　四、结肠下区 ··· 51
　　　五、腹膜后隙 ··· 52

第五章　盆部与会阴 ·· 54

　实验目的与要求 ··· 54
　学习要点 ··· 54
　　　一、概述 ··· 54
　　　二、盆部 ··· 54
　　　三、会阴 ··· 55
　实验教具 ··· 56
　实验操作指导 ··· 56
　　　一、盆部 ··· 56
　　　二、会阴 ··· 59

第六章　脊柱区 ·· 61

　实验目的与要求 ··· 61
　学习要点 ··· 61
　　　一、概述 ··· 61
　　　二、浅层结构 ··· 62
　　　三、深层结构 ··· 62
　　　四、脊柱及椎管内容物 ··································· 63
　实验教具 ··· 63
　实验操作指导 ··· 63
　　　一、层次解剖 ··· 63
　　　二、三角肌区和肩胛区 ··································· 65

三、椎管 …… 66

第七章 上　肢 …… 67

实验目的与要求 …… 67
学习要点 …… 67
　一、概述 …… 67
　二、肩部 …… 67
　三、臂部 …… 68
　四、肘部 …… 69
　五、前臂部 …… 69
　六、腕部与手部 …… 70
实验教具 …… 71
实验操作指导 …… 71
　一、胸前区和腋区 …… 71
　二、臂前区、肘前区和前臂前区 …… 73
　三、腕前区和手掌 …… 76
　四、臂后区、肘后区和前臂后区 …… 78
　五、腕后区和手背 …… 79

第八章 下　肢 …… 81

实验目的与要求 …… 81
学习要点 …… 81
　一、概述 …… 81
　二、臀部 …… 81
　三、股部 …… 82
　四、膝部 …… 83
　五、小腿部 …… 83
　六、踝部与足部 …… 84
实验教具 …… 84
实验操作指导 …… 85
　一、股前内侧区 …… 85
　二、小腿前外侧区 …… 87
　三、臀部和股后区 …… 88

四、腘窝和小腿后区 …………………………………………… 90
　　五、足背 ………………………………………………………… 92
　　六、足底 ………………………………………………………… 92

练习题 ……………………………………………………………… 95
　　第一章　头　部 ………………………………………………… 95
　　第二章　颈　部 ………………………………………………… 101
　　第三章　胸　部 ………………………………………………… 107
　　第四章　腹　部 ………………………………………………… 113
　　第五章　盆部与会阴 …………………………………………… 121
　　第六章　脊柱区 ………………………………………………… 125
　　第七章　上　肢 ………………………………………………… 129
　　第八章　下　肢 ………………………………………………… 135

参考答案 ………………………………………………………… 141

参考文献 ………………………………………………………… 147

绪 言

局部解剖学是按照人体的局部分区,由浅入深地研究人体器官和结构的位置、形态、体表标志与投影、层次和毗邻关系的医学基础课。学习局部解剖学的目的是通过解剖和观察人体标本,掌握人体解剖学的基本理论、基本知识和基本技能,为学习临床课程打好坚实的形态学基础。

为了提高教学效果,正确地进行实地解剖,在进行解剖实验前应熟悉人体层次结构的基本知识、解剖器械及其使用方法、人体标本解剖方法以及解剖操作的具体要求。

一、人体分部和层次结构概况

人体可分为头部、颈部、躯干部(包括胸部、腹部、盆部与会阴)、上肢和下肢5个部分,每个部分又可分为若干亚区。各局部层次结构大致相同,由浅入深有皮肤、浅筋膜、深筋膜、肌及骨。头部和躯干按层次共同构成腔壁,形成腔室,容纳和保护中枢神经、感觉器官和内脏等。全身各局部均有血管、淋巴管和神经分布,血管和神经常伴行成束,行于各局部内,沿途发出分支分布于各局部的器官。

1. 皮肤

皮肤覆于体表。人体各部皮肤厚薄不一(0.5~4 mm),通常肢体屈侧皮肤较薄,伸侧较厚,但手、足的皮肤相反。手掌、足底及项、背、肩部皮肤最厚,眼睑、乳房、阴茎、小阴唇的皮肤最薄。做皮肤切口时,应予注意,以免切口过浅或过深。

2. 浅筋膜

浅筋膜又称皮下组织,属疏松结缔组织,内有纤维交织且富含脂肪,遍布于全身的皮下。人体各部浅筋膜的厚薄因其脂肪含量而不同,眼睑、乳头、阴茎和阴囊等部的浅筋膜较薄,而腹壁、臀部的浅筋膜较厚。浅筋膜厚薄也因人而异,儿童、女性及肥胖者浅筋膜较厚,老年、男性和瘦弱者则较薄。浅筋膜内有皮神经、浅动脉、浅静脉和浅淋巴管分布。皮神经穿出深筋膜至浅筋膜内,并以细支分布于皮肤。浅动脉一般较细小。浅静脉较粗大,吻合丰富,通常不与浅动脉伴行。浅淋巴管细小,壁薄而透明,常难以辨认,在其走行途径可见到浅淋巴结。

3. 深筋膜

深筋膜又称固有筋膜，是由致密结缔组织构成的膜性结构，位于浅筋膜深面，呈封套状包裹人体各部。身体各部深筋膜的厚薄、强弱有所不同，躯干部较弱，四肢较强，腕和踝部深筋膜浅层增厚形成支持带。在四肢，深筋膜可分隔肌群并附着于骨，形成肌间隔。在某些部位，两层筋膜之间、筋膜与肌肉间或肌与肌之间由疏松结缔组织充填，称为筋膜间隙，是感染化脓时渗出物潴留和蔓延的部位。深筋膜还可包裹血管神经和某些器官，形成（骨）筋膜鞘（囊），具有固定和保护作用。在解剖操作过程中，应注意各部深筋膜的厚薄、纤维走向及其形成的结构。

4. 肌

肌由肌腹与肌腱构成，长肌肌腱呈条索状，扁肌肌腱为膜状。骨骼肌绝大多数起、止于骨，部分可附着于筋膜、韧带，少数可附着于皮肤、黏膜或构成脏器壁（脏器横纹肌）。人体每块肌肉均有特定的血管、神经分布，血管与神经入肌处称该肌的血管神经门，又称肌门。某些肌肉或肌腱通过骨面时，常在肌、腱与骨面间垫以滑膜囊，或在肌腱外包以腱鞘，起保护作用。

5. 血管

血管包括动脉、静脉和毛细血管，动、静脉常与神经伴行。动脉呈圆管状，壁较厚，有弹性。静脉呈塌陷状，管壁薄，内有瓣膜，比与其伴行的动脉管径粗，尸体的静脉内常含凝固的血块。静脉可分为浅静脉和深静脉，浅静脉位于浅筋膜内，不与动脉伴行，常在皮下吻合成网；深静脉位于深筋膜的深面，与同名动脉伴行。与中、小型动脉伴行的静脉常为两条，位于动脉的两侧。

6. 淋巴管与淋巴结

淋巴管壁薄，透明，除胸导管和右淋巴导管外，一般都不易辨认，但在淋巴结处较易刮露。淋巴结呈扁椭圆形，大小不等，灰红色，中等硬度，多沿血管分布。

7. 神经

神经呈白色条索状，常与血管伴行，形成血管神经束。内脏神经常在脏器和血管壁上形成神经丛，解剖时难以分离。

8. 骨与骨连结

骨构成人体的支架，起支持和保护作用，可供骨骼肌附着。骨连结位于骨与骨之间，可分为直接连结和间接连结，后者又称滑膜关节，常有一些重要的辅助结构，如韧带、关节唇、关节盘、滑膜囊和滑膜襞。

9. 脑与脊髓

脑位于颅腔内，与12对脑神经相连。脊髓位于椎管内，与31对脊神经相连。

脑和脊髓由外向内有硬膜、蛛网膜和软膜包绕。

10. 内脏

内脏是指消化、呼吸、泌尿和生殖 4 个系统的器官,分布于头、颈、胸、腹和盆各部,按结构可分为两类:一类是中空型器官,内含管腔;另一类是实质性器官,其血管、神经一般集中进出脏器,进出部位称为该器官的"门"。

二、解剖器械的准备和使用

1. 解剖器械的准备

常用的解剖器械有解剖刀、解剖镊、解剖剪、血管钳等。为了保证解剖操作的效果,需正确使用解剖器械,每次解剖操作完成后,需将使用过的所有器械擦拭干净,妥善保存。

2. 解剖器械的使用方法

(1)解剖刀 解剖刀是解剖操作中常用的器械。刀刃用于切开皮肤和切断肌,刀尖用于修洁血管、神经和肌,刀柄用于钝性分离或探查。持刀方式有持弓法、持笔法、反挑法等(图 0-1)。持弓法:拇指与中、环、小指夹持刀柄,示指按于刀背,做皮肤切口时常用。持笔法:用拇、示、中指持拿刀柄的前部接近刀片处,犹如握笔姿势,修洁和解剖结构时常用。反挑法:是持笔法的一种转换形式,运用时刀刃向上挑开结构,可避免深部组织损伤。一般右手持刀,可视需要选用合适的持刀方式。

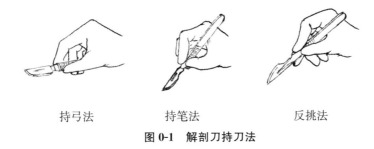

持弓法　　　　　持笔法　　　　　反挑法

图 0-1　解剖刀持刀法

(2)解剖镊 常用的解剖镊有无齿解剖镊和有齿解剖镊 2 种。无齿解剖镊用于夹持和分离血管、神经、肌等组织。有齿解剖镊仅用于夹持皮肤或坚韧的结构。解剖操作时,一般右手持刀,左手持镊,也可两手同时持镊,分离血管和神经。使用解剖镊一般采用持笔法(图 0-2)。

(3)解剖剪 解剖剪主要有直剪和弯剪两种,剪尖有尖头和圆头之分。尖头剪用于剪断坚韧的结构,圆头剪用于分离组织和修洁神经、血管。正确使用解剖剪的方法是将右手的拇指和环指伸入剪柄的环内,中指放在剪环的前方,示指压在解剖剪的轴处,起到稳定和定向的作用(图 0-3)。

(4)血管钳　血管钳可用于钳夹组织,分离血管、神经等,持法同解剖剪。

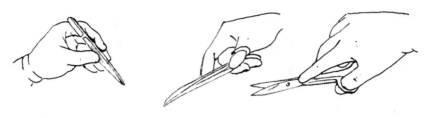

图 0-2　解剖镊持镊法　　　　　图 0-3　解剖剪持剪法

三、人体各种结构的解剖方法

1. 皮肤剥离法

先在拟切口的部位,用刀尖背划出切口线,然后沿着线切开皮肤。下刀之前,先把左手的拇指与示指放在预定切口两侧,紧张该处皮肤,然后将解剖刀置于两指间的皮肤上,刀尖垂直刺入皮肤,当感到阻力突然减小时,提示刀尖已经抵达浅筋膜,应立即将刀刃倾斜呈 45°,切开皮肤。切皮以恰好到浅筋膜为度,不可伤及皮下结构。切开皮肤后,用有齿解剖镊夹起皮肤的一角,用力拉起皮肤,用解剖刀紧贴皮肤与浅筋膜之间,切断皮下致密结缔组织,剥离皮肤。一般用持笔法拿刀,刀刃要向皮肤方向用力,避免损伤浅筋膜内的结构。人体解剖常用皮肤切口如图 0-4 所示。

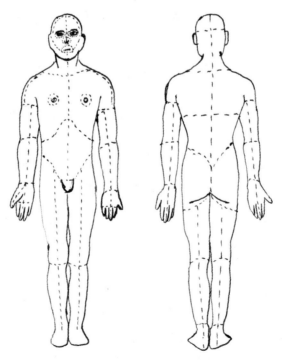

图 0-4　人体解剖常用皮肤切口

2. 浅筋膜解剖法

浅筋膜内主要有皮神经、浅静脉和浅动脉。皮神经为白色条索状,行于浅筋膜深处,之后逐渐分支,浅出至皮肤。一般从皮神经穿出深筋膜处开始,沿其走向剖查,直至其末梢。浅静脉和浅动脉位于浅筋膜中,沿其行径钝性分离,即可将其暴露。某些部位的浅筋膜内有浅淋巴结分布。找到淋巴结后,用解剖镊将其提起,推开淋巴结周围的结缔组织,可见与淋巴结相连的淋巴管。保留解剖出的主要皮神经、浅静脉和浅动脉,将浅筋膜全部去除,暴露深筋膜。

3. 深筋膜解剖法

用有齿解剖镊将深筋膜提起,运刀方向可与肌纤维的方向一致,也可与肌纤的方向垂直,刀刃平贴肌表面,切断深筋膜的纤维。人体各部的深筋膜有很大差异,四肢和背部的深筋膜较厚,可以成片切除;躯干部的深筋膜与肌结合较紧密,只能小片切除;形成腱纤维鞘、支持带、作为肌起点的深筋膜,不可切除。

4. 肌解剖法

沿着肌纤维的方向剥离浅层结构,去除肌表面的深筋膜和结缔组织,修出肌的边界,观察肌的位置、形态、层次、起止、肌纤维方向、血管神经的分布等。如需切断某块肌,观察深层结构,应暴露该肌的起点、止点和边缘,钝性分离肌与深面的结构,再将其切断。断端应尽量整齐,出入其中的神经和血管应尽量保持完整。如需同时切断并排的数块肌,每块肌的断端应错开,以便复位观察。

5. 血管和神经的解剖法

血管和神经的解剖以钝性分离为主。先用刀尖划开血管神经鞘,然后用无齿解剖镊提起血管或神经,沿血管和神经的走向,钝性分离并剔除血管和神经周围的结缔组织,暴露血管和神经。解剖时应该由粗到细,仔细剖查,直至进入器官。如需去除较粗大的静脉,应作双重结扎,在结扎线之间剪断。

6. 脏器解剖法

原位暴露脏器,观察其位置、形态、毗邻关系和体表投影,然后解剖、暴露其血管和神经。对于腹腔器官,还需明确其与腹膜的关系。如需进一步观察脏器,可切断与器官相连的血管、神经及固定装置,整体取下脏器,进行离体解剖观察。

7. 浆膜腔探查法

切开浆膜的壁层,将手伸入浆膜腔,按一定的顺序探查。其中,脏层和壁层的返折处及各部的移行处需仔细探查。

8. 骨性结构处理法

不同部位的骨可以用不同的器械处理,如用钢丝锯打开颅骨,用椎管锯打开椎管,用肋骨剪剪断肋骨,用咬骨钳咬断骨和修整骨断端等。

四、解剖操作的具体要求

1. 爱护标本

尸体来源于无私奉献的遗体捐献者。同学们应当尊敬死者,爱护标本。解剖时应严肃认真,不可随意破坏任何结构,养成严谨的工作作风和良好的职业素养。解剖结束后,应用塑料布将尸体盖好,防止标本干燥。

2. 做好课前预习

预习是规范解剖操作和提高解剖效果的必要准备。每次解剖实验前,须认真研读教材,复习相关知识,了解解剖实验的内容,做到解剖时心中有数。

3. 规范解剖操作

规范解剖操作是保证解剖质量的前提。必须严格按照教材规定的解剖步骤和操作要求,依次解剖。需要观察的各种结构都应解剖清楚,充分暴露,不得随意切割。

4. 认真观察

局部解剖学实验的目的是掌握各局部层次结构的形态、位置与毗邻关系。解剖时,应认真观察;解剖结束后,应按操作顺序复习教学内容并进行总结,加深记忆。

5. 重视变异与畸形

教科书上有关人体各部器官的形态、位置和毗邻的结构,是根据多数人的情况来描述的,实际解剖操作过程中常遇到变异或畸形。变异系指人体某一结构的出现率低于解剖学结构的多数值,但差别不显著,亦不影响功能,如某器官的位置、形态以及血管、神经的起始、走行、分支与分布的变异等。畸形则指对外观或功能影响严重的、极少见的异常形态结构,如先天性心脏畸形等,出现率极低。变异与畸形在临床上具有重要意义,解剖过程中若发现变异或畸形,应及时报告老师,让更多的同学一起观察,开展讨论和研究,丰富解剖学知识。

(涂丽莉)

第一章 头 部

>>> **实验目的与要求**

□ 掌握头部及各部的境界和分区；掌握腮腺咬肌区和面侧深区的位置、境界和内容；掌握颅顶各区的层次和结构特点。

□ 熟悉面部浅层结构的层次；熟悉面部诸间隙的境界、内容和交通；熟悉颅底内面各窝的境界及主要结构的形态特点。

□ 了解头部的表面解剖；了解颅顶骨的结构特点；了解脑静脉的组成及其交通。

>>> **学习要点**

一、概述

1. 境界和分区

头部以下颌体下缘、下颌角、乳突尖端、上项线和枕外隆凸的连线与颈部分界。以眶上缘、颧弓上缘、外耳门上缘至乳突的连线为界，头部可分为后上方的颅部和前下方的面部。

2. 体表及骨性标志

头部的体表及骨性标志有眉弓、眶上切迹(孔)、眶下孔、颏孔、翼点、颧弓、耳屏、髁突、下颌角、乳突、前囟点、后囟点(人字点)、枕外隆凸和上项线。

二、面部

1. 境界、分区和层次

(1) 境界和分区　面部可分为眶区、鼻区、口区和面侧区，面侧区位于颧弓、鼻唇沟、下颌体下缘与胸锁乳突肌上份前缘之间，又分为颊区、腮腺咬肌区和面侧深区。

(2) 层次　头部皮肤薄而柔软，富于弹性。浅筋膜内有神经、血管和腮腺管通过，其中颊部脂肪聚集成颊脂体。面肌属皮肌，薄而纤细，集中于孔裂周围。面部浅层的血供主要来自面动脉,感觉神经来自三叉神经,运动神经来自面神经。

2. 重要局部结构

(1) **腮腺咬肌区** 腮腺咬肌区即腮腺和咬肌所在的下颌支外面和下颌后窝(下颌支后缘以后的部分)。

①腮腺:位于外耳道前下方,略呈锥体形,底向外侧,尖向内侧突向咽旁,常以下颌支后缘或穿过腮腺的面神经丛为界分为浅、深两部。

腮腺咬肌筋膜延续自颈筋膜浅层,分浅、深两层包绕腮腺,形成腮腺鞘,向前延续为咬肌筋膜。腮腺深面的茎突诸肌、颈内血管和后 4 对脑神经(舌咽神经、迷走神经、副神经及舌下神经)等共同组成"腮腺床"。

腮腺管自腮腺浅部前缘发出,在颧弓下 1 横指处向前横行越过咬肌表面至咬肌前缘,再急转向内侧穿过颊肌,开口于颊黏膜上的腮腺管乳头。

②穿经腮腺的结构:纵行的有颈外动脉、颞浅血管、下颌后静脉和耳颞神经;横行的有上颌血管、面横血管和面神经及其分支。这些结构由浅入深依次为面神经及其分支、下颌后静脉、颈外动脉和耳颞神经。

(2) **面侧深区** 面侧深区位于颅底下方、口腔和咽的外侧,其上部为颞窝;顶为蝶骨大翼的颞下面,底平下颌体下缘,前壁为上颌体后面,后壁为腮腺深部,外侧壁为下颌支,内侧壁为翼突外侧板和咽侧壁,即颞下窝范围。面侧深区内有翼内、外肌及出入颅底的血管、神经通过。翼静脉丛与上颌动脉位于颞下窝浅部,翼内肌、翼外肌和下颌神经及其分支位于深部。

(3) **面部的间隙** 面部的间隙位于颅底与上、下颌骨之间,是散在于骨、肌与筋膜之间的间隙,彼此相通,主要有位于咬肌深面与下颌支上部之间的咬肌间隙、下颌支与翼内肌之间的翼下颌间隙以及口底黏膜深面的舌下间隙。

三、颅部

1. 境界与分区

颅部由颅顶、颅底和颅腔 3 部分组成。颅顶分为额顶枕区和颞区,并包括深面的颅顶骨;颅底有内、外面之分,内面又分为颅前窝、颅中窝和颅后窝;颅腔内容纳脑及其被膜、血管和脑神经等。

2. 颅顶

(1) **额顶枕区** 前界为眶上缘,后界为枕外隆凸和上项线,两侧界为上颞线。此区软组织由浅入深依次为皮肤、浅筋膜、帽状腱膜及颅顶肌、腱膜下疏松结缔组织和颅骨外膜。其中,浅部 3 层紧密愈着,常合称"头皮"。

(2) **颞区** 颞区位于颅顶两侧,介于上颞线与颧弓上缘之间。此区软组织由浅入深依次为皮肤、浅筋膜、颞筋膜、颞肌和颅骨外膜。

浅筋膜内的血管和神经可分为 3 组。前组包括内侧的滑车上血管、滑车上神经，以及外侧的眶上血管、眶上神经；后组包括枕血管和枕大神经；外侧组包括耳前的颞浅血管、耳颞神经和耳后的耳后血管、枕小神经。

3. 颅底内面

颅底有许多重要的孔、裂、管、道，是神经、血管出入颅腔的部位。

(1) **颅前窝** 容纳大脑半球额叶，正中部凹陷，由筛骨和筛板构成鼻腔顶，前外侧部形成额窦和眶顶。

(2) **颅中窝** 呈蝶形，可分为较小的中央部(蝶鞍区)和两个较大而凹陷的外侧部。蝶鞍区位于蝶骨体上面，为蝶鞍及其周围区域，其内主要结构有垂体、垂体窝和两侧的海绵窦等；外侧部容纳大脑半球颞叶，此处的眶上裂、圆孔、卵圆孔和棘孔有重要血管和神经通过。

(3) **颅后窝** 最深，由颞骨岩部后面和枕骨内面组成，容纳小脑、脑桥和延髓。此窝的顶为小脑幕，位于小脑与大脑半球枕叶之间。

实验教具

□标本：显示面肌和咀嚼肌的头颈肌标本，显示面侧深区血管、神经的标本，干、湿性颅底标本，颅骨矢状切标本，颞骨标本，整脑标本，连续横、冠、矢状切面脑标本，硬脑膜标本，脑厚片染色标本，整尸操作标本等。

□模型：头颈肌模型，内耳模型，脑切片模型。

□操作器械：手术刀柄、刀片、解剖镊、解剖剪、咬骨钳、骨凿、骨剪等。

实验操作指导

一、面部

1. 皮肤切口

尸体取仰卧位，肩部垫高，使头部后仰。依次作以下切口。

(1) **正中矢状切口** 自颅顶正中向前下，经眉间、鼻背、人中至上唇下缘，再由下唇上缘至下颌体下缘。

(2) **上横切口** 自鼻根中点向外侧至眼内眦，再沿睑裂两缘至眼外眦，并继续横行向外侧至耳前。

(3) **环形切口** 在鼻孔和口裂周围各作一环形切口。

(4) **下横切口** 自下颌体下缘中点，沿下颌体下缘、下颌角至乳突。

因面部皮肤较薄，故上述诸切口均应浅切。将睑裂上方的皮肤翻向后上方，下方的皮肤翻向外侧直至耳郭根部。翻皮片时应注意,刀刃向皮面,尽量避免损伤深面的肌。

2. 解剖浅层结构

(1)**解剖面肌**

①在眼内眦处摸认睑内侧韧带(向外侧牵拉眼睑时紧张),然后仔细清理**眼轮匝肌**眶部和睑部。睑部肌纤维色淡而薄,清理时切勿当做脂肪除去。

②沿唇缘仔细清理**口轮匝肌**,注意保护好与口轮匝肌交织的其他肌。

③在额部清理枕额肌的**额腹**(亦称额肌)时,刀刃应与肌纤维平行。在额腹内侧缘找到下降至鼻背的降眉肌。

④在鼻外侧的上部找到提上唇鼻翼肌,追踪至鼻翼和上唇,注意不要损伤其浅面的面静脉。在鼻上半部近眼内眦处找到滑车下神经,在鼻下半部找到鼻外神经。

⑤追踪面静脉至颧大肌深面,在颧骨与口角之间仔细清理颧大肌和颧小肌,两肌肌束间的深面可见提口角肌。在眶下缘与上唇间清理出提上唇肌。

⑥追踪颈阔肌,可见其后部纤维向前弯向口角,即笑肌。在口角下方辨认并修洁降口角肌及其前面的降下唇肌。

(2)**解剖面动、静脉** 在咬肌前缘与下颌体下缘交点处找到**面动脉**,追踪、观察面动脉及其分支,并逐一清理。在动脉后方,解剖并观察与之伴行的**面静脉**及其属支。

(3)**解剖眶上、下神经和颏神经**

①解剖穿出额腹的**滑车上神经和血管**以及**眶上神经和血管**,前者位于眶上缘内侧部上方距前正中线约1横指处,后者位于稍外侧,常有两支。

②掀开眼轮匝肌下内侧部,找到穿出眶下孔的**眶下神经和血管**,清理其分支。

③切断并向下翻起降口角肌,找到由颏孔穿出的**颏神经**(与面神经下颌缘支存有吻合)。

3. 解剖腮腺咬肌区

(1)**清理腮腺和腮腺管** 紧靠耳郭前面,自颧弓至下颌角纵行切开**腮腺**表面的腮腺咬肌筋膜,向前、上、下3个方向逐渐翻起并除去,清理时应注意腮腺表面的**耳大神经**和腮腺浅淋巴结。在腮腺前缘、颧弓下方约1横指处寻认**腮腺管**,追踪至咬肌前缘。注意观察腮腺管上、下方有无副腮腺(一小部分分离的腮腺)。

(2)**解剖腮腺周围结构**

①在腮腺前缘上份和腮腺管上方寻认**面横血管**和**面神经颧支**(有上、下两支);在腮腺上端寻认**颞浅血管**及其后方的**耳颞神经**,清理位于颞浅动脉分支前方的**面神经颞支**。

②在腮腺管下方寻认**面神经颊支**和**下颌缘支**,在腮腺下端寻认**面神经颈支**和**下颌后静脉**的前、后支。

腮腺上、前、下方的结构依次为耳颞神经、颞浅血管、面神经颞支、面横血管、面神经颧支、腮腺管、面神经颊支、面神经下颌缘支、面神经颈支、下颌后静脉前支和后支。

(3) **解剖穿经腮腺的结构** 追踪面神经各支至进入面肌处,并找出自颞筋膜穿出的颧颞神经(即颧神经的分支颧颞支),注意不可与面神经的颧支和颊支混淆。

①追踪颧支。将眼轮匝肌外侧份翻开,寻找自颧骨穿出的颧面神经(即颧神经的分支颧面支)。将颧大肌、颧小肌和提上唇肌自起点处向下翻开,修洁面动、静脉及其分支。注意寻找自咬肌前缘处浅出的面深静脉(注入面静脉)。

②小心地去除咬肌前缘深面的颊脂体,追踪面神经颊支至颊肌。找出与颊支有吻合的**颊神经**(下颌神经的分支),修洁并向后追踪至下颌支前缘处。

③追踪面神经下颌缘支至降口角肌深面。

④修洁提口角肌和颊肌,注意保护好颊神经。追踪腮腺管至穿颊肌处,在其附近可见到几个小的淋巴结状的磨牙腺。磨牙腺位于颊黏膜内、腮腺后方,靠近腮腺管末端附近,腺体较腮腺稍大,开口于颊黏膜表面。

⑤细心剥除腮腺浅部,沿面神经各支向后追踪至其本干,并注意寻找面神经分支与耳大神经和耳颞神经的交通支。其中,与耳颞神经的交通支较粗大,易于寻认。追踪面神经干至茎乳孔处,并寻认面神经干进入腮腺之前发出的耳后神经以及至二腹肌后腹和茎突舌骨肌的分支。

⑥继续去除腮腺实质,寻认并修洁下颌后静脉、颈外动脉和它们的分支。

⑦在面神经进入腮腺处将其切断,向前翻开。去除下颌后静脉,在耳后动脉起点的上方切断颈外动脉,向上翻开。去除余下的腮腺实质,修洁腮腺周围的结构。

(4) **解剖咬肌** 修洁**咬肌**,观察起、止点和形态。向前翻起后缘上部,寻找进入该肌的血管和神经。

4. 解剖颞区软组织

(1) **皮肤切口** 在已切开的颅顶正中矢状切口的基础上,自颅顶向耳前作一冠状切口,向下翻开颞区皮肤至颧弓处。

(2) **解剖浅筋膜内的血管、神经** 清理颞浅血管、耳颞神经和面神经颞支,清除颞区浅筋膜,以暴露颞筋膜。

(3) **解剖颞筋膜和颞肌**

①修洁颞筋膜。在颧弓中点上方纵行切开,可见此筋膜向下分为2层,浅层

附着于颧弓上缘,深层在颧弓深面与咬肌深面的筋膜相续。沿颧弓上缘切断并去除浅层筋膜,用刀柄检查深层筋膜(其深面有丰富的脂肪)的延续情况后去除之,注意保留颧颞神经和颞中动脉。

②锯断颧弓。后方锯线在颧弓根部与关节结节的稍前方,前方锯线自颧弓上缘最前端斜越颧骨向前下至颧骨下缘与上颌骨颧突的连接处。将颧弓和咬肌向下翻开至下颌角处。翻开过程中,应切断进入咬肌的神经和血管(可带上一小块肌,便于以后辨认)以及自颞肌加入咬肌的纤维。

③修洁**颞肌**,观察起止和形态。在颞肌下部的深面寻认行向前下方的颊神经(有时穿过颞肌),并将其与颞肌分离,注意加以保护。自下颌切迹中点至下颌支前缘下端斜行锯断冠突。将冠突和颞肌向上翻,用刀柄钝性分离颞肌与颞窝下部的骨面,以显露**颞深神经**、**颞深动脉**以及之前已看到的穿入颞筋膜和颞肌深面的颞中动脉。追踪颧颞神经至穿出颧骨颞面的小孔处。

5. 解剖颞下颌关节

修洁关节囊,观察颞下颌韧带(起自颧弓根部和关节结节下方,止于下颌颈的外侧和后缘)。然后切开关节囊外侧壁,观察关节盘和关节腔,可见关节盘将关节腔分为上、下两部,上腔大而松,下腔小而紧。

6. 解剖面侧深区

(1)**剖露面侧深区** 在下颌颈和下颌支后缘的深面插入刀柄,使下颌颈和下颌支与深层软组织分离,刀柄向下移动受阻部位为下牙槽血管、神经穿入下颌孔处。剪断下颌颈,并在紧靠下颌孔上方水平锯断下颌支,然后去除此段骨片,小心清除疏松结缔组织,暴露深面的肌、血管和神经。依次找出并修洁下列结构:

①在下颌孔处找到**下牙槽血管**和**神经**,并向上追踪至翼外肌下缘。下牙槽血管和神经内面的蝶下颌韧带呈薄膜状,自翼外肌下缘露出,附着于下颌小舌。

②在下牙槽神经进入下颌孔的稍上方,寻找细小的下颌舌骨肌神经。

③在下牙槽神经的前方,翼内肌表面的脂肪组织内找出**舌神经**。

④追踪颊神经至翼外肌两头之间,追踪颞深神经和咬肌神经至翼外肌上缘。

⑤剥离和修洁翼外肌表面的**上颌动脉**及其分支(上颌动脉也可位于翼外肌的深面,此时可留待以后再做解剖)。若修洁过程中遇到交织成翼静脉丛的小静脉,可去除。翼静脉丛向后下汇合成1~2支较大的上颌静脉。

⑥修洁并观察**翼外肌**和**翼内肌**的起止和形态。

(2)**解剖面侧深区浅部结构**

①去除颞下颌关节盘、下颌头及翼外肌,注意保护好耳颞神经、上颌动脉和深面的其他结构。

②修洁**下颌神经**及其分支,向前牵拉舌神经,找出自后方加入的**鼓索**。从外

面凿开下颌管,追踪下牙槽神经至牙根和颏孔。

③修洁上颌动脉第1段并找出其分支。追踪**脑膜中动脉**至棘孔处,观察耳颞神经的两个根与脑膜中动脉的毗邻关系,追踪并修洁耳颞神经。

④扭转下颌神经干(必要时可切断、翻开),试寻找在其深面的耳神经节和相连的小支。

(3)**解剖面侧深区深部结构**

①用骨凿和咬骨钳去除圆孔至棘孔连线外侧的蝶骨大翼前外侧部,以打开翼腭窝的后壁和颞下窝的顶(圆孔和棘孔应予以保留,切勿破坏其下方的软组织)。

②自圆孔前方仔细分离**上颌神经**,在上颌神经干的下方找出翼腭神经节及与之相连的翼腭神经(神经节支)。向前追踪上颌神经及其延续而成的**眶下神经**,沿途找出其发出的颧神经和**上牙槽后神经**。上牙槽后神经常为2支,在上颌结节附近穿入上颌骨内。颧神经经眶下裂入眶,分为两支,在眶外侧壁与底的交界处穿入颧骨。眶下神经经眶下裂入眶,再经眶下沟和眶下管,由眶下孔穿出。

③追踪上颌动脉第3段及其发出的上牙槽后动脉和眶下动脉(均与同名神经伴行)。

7. 解剖舌下间隙

(1)**上翻下颌骨** 使头部尽量后仰,沿下颌体下缘切断面动脉、面静脉和二腹肌前腹,将下颌骨尽量向上翻并用拉钩固定。若结构太硬、下颌骨向上翻起不够充分,则可在正中线稍外侧锯断下颌骨,再向上翻开固定。

(2)**检查下颌下三角内容** 再次检查并修洁二腹肌后腹和**茎突舌骨肌**。追踪面动脉至下颌下腺深面,寻认面动脉在此发出的扁桃体动脉和腭升动脉。追踪下颌下腺深部和下颌下腺导管至**下颌舌骨肌**后缘深面。找出舌下神经上方的舌神经及其下方相连的**下颌下神经节**。

(3)**解剖下颌舌骨肌** 切断下颌舌骨肌神经,下翻二腹肌前腹,进一步修洁并观察下颌舌骨肌。在下颌舌骨肌起点稍下方切断该肌,向前下翻开(口底黏膜恰在该肌起点上方自下颌骨内面伸展至舌下,切勿损伤)。

(4)**解剖舌骨舌肌** 翻开下颌舌骨肌,充分暴露**舌骨舌肌**,该肌前方自上而下有舌下腺、颏舌肌和颏舌骨肌,后方自上而下有茎突舌肌、茎突舌骨韧带和茎突咽肌。**舌咽神经**绕过茎突咽肌,向前进入舌骨舌肌后缘深面。在舌骨舌肌表面,自上而下有舌神经、下颌下神经节、下颌下腺深部及导管、舌下神经等,注意分离并修洁这些结构。沿舌骨上缘切断舌骨舌肌,向上翻起,注意保护好其浅面结构。在舌骨大角上方找到**舌动脉**并向前追踪。修洁其他暴露结构。

8. 解剖鼻

(1) 解剖鼻腔结构

①将探针伸入鼻腔,判断鼻中隔偏向何侧。紧靠鼻中隔凹侧,按正中矢状切面锯开头部,注意尽量保持鼻中隔的完整。

②在带有鼻中隔的半侧头部,剥除鼻中隔黏膜,观察构成鼻中隔的骨(筛骨垂直板和犁骨)和软骨(鼻中隔软骨)。小心去除骨和软骨,在另一侧黏膜中寻找自后上行向前下的鼻腭神经。

③结合相应的颅骨标本,观察鼻腔的顶、底和外侧壁。在中鼻甲后上方观察上鼻甲的形态后,翻起上鼻甲,观察上鼻道,检查后筛窦的开口。在上鼻甲后上方观察**蝶筛隐窝**。将中鼻甲尽量向后上翻折或切断,观察筛泡和半月裂孔。切除下鼻甲前份,寻找鼻泪管开口。用探针分别探查额窦、上颌窦、筛窦和蝶窦的开口。

④在中鼻甲后端,切开黏膜,暴露蝶腭孔。清理并寻找自翼腭窝穿蝶腭孔进入鼻腔的蝶腭动脉和蝶腭神经,追踪至鼻甲黏膜。

⑤在鼻骨后下面的沟内寻认筛前神经。

(2) 解剖鼻旁窦

①仔细观察鼻旁窦的开口,然后凿开**上颌窦**内侧壁,观察上颌窦的境界以及窦口与上颌窦的位置关系,理解经鼻腔行上颌窦内侧壁穿刺冲洗时上颌窦内的液体流向。去除**筛窦**内侧壁,探查筛窦的形态和范围,观察其毗邻关系。凿开**蝶窦**腔内的中隔(中隔常有完整或不完整的副隔),观察其气化情况。

②凿开上颌窦和**额窦**的前壁,观察窦腔的范围。在蝶鞍处凿开蝶窦上壁,观察窦腔的范围、中隔的形态和蝶窦的毗邻关系。

9. 观察口腔

(1) 观察口腔的境界 结合活体,在正中矢状切开的头部标本上观察口腔的境界。口腔的前界为上、下唇,后方以**咽峡**为界,与口咽相续;上壁为腭,呈穹隆状,前 2/3 为**硬腭**,后 1/3 为**软腭**;下壁为软组织构成的口腔底;口腔底中央有舌体,两侧为面颊部。当上、下牙列咬合时,口腔前庭可借第 3 磨牙后方的间隙与固有口腔相通。

(2) 观察牙 观察和区分**切牙**、**尖牙**和**磨牙**,理解各自的功能。取下 1 个磨牙或尖牙,观察牙冠、牙颈和牙根 3 部分;然后将牙锯成两半,观察其内部构造。

(3) 观察舌 在舌背寻找人字形的界沟及尖端处的盲孔,观察舌根、舌体和舌尖。舌体上面可见许多小突起,即舌乳头。结合活体,观察并区分丝状乳头、菌状乳头、轮廓乳头和叶状乳头。舌根部黏膜内的淋巴组织呈小结节状。在舌下面的中线处寻认**舌系带**,其根部两旁的小突起为**舌下阜**,舌下阜外侧的带状黏膜皱襞为**舌下襞**。在舌的矢状切面上寻认舌中隔或偏外侧的**颏舌肌**。在另外半边舌靠近中部作一冠状切面,观察舌内肌。

10. 解剖眶区

眶区解剖最好是在颅部解剖结束后或已去过脑的游离头部标本上进行。

(1) **剖开眶上壁**

①剥除颅前窝硬脑膜,将额部软组织和额骨骨膜一起向下剥离至眶上缘稍下方。

②紧靠眶上孔(切迹)的内侧锯开额骨向下直达眶上缘,再沿眶外侧壁内侧面向下锯开额骨。凿去眶上缘,用咬骨钳除去眶顶骨质(骨质与骨膜极易分离),向后可达眶上裂,除去裂顶,注意保留视神经管。

③细心剪除眶上壁的骨膜,注意保护好深面的结构。向后修洁时切勿超过眶上裂,以免损伤经眶上裂入眶的神经。

(2) **解剖肌、神经和血管**

①在眶顶正中线处,**上睑提肌**的浅面有**额神经**,追踪并清理该神经本干及其发出的**眶上神经**和**滑车上神经**。在眶顶与眶外侧壁交界处寻认**泪腺神经**,并追踪至泪腺。观察与额神经和泪腺神经伴行的血管。**滑车神经**入眶时,紧贴额神经的内侧,横越过上睑提肌起点,在**上斜肌**的后份进入该肌。

②清理和观察上睑提肌。上睑提肌前部扩展为腱膜止于上睑,并向两侧附着于睑内、外侧韧带和眶壁。在近端切断该肌并翻向前,观察自下面穿入的动眼神经分支。清理和观察由上睑提肌肌腱的外侧扩展部形成的节制韧带。修洁**上直肌**,在其后端切断并翻向前,追踪动眼神经上支,可见其向上穿过上直肌后进入上睑提肌。清理眶上壁与内侧壁交界处的上斜肌及进入该肌的滑车神经,观察上斜肌与滑车的关系。

③在上斜肌与内直肌之间寻认**鼻睫神经**,追踪其发出的筛后神经和筛前神经,分别至筛后孔和筛前孔处。向前追踪滑车下神经至上斜肌滑车的下方。向后追踪鼻睫神经主干,寻认其发出的睫状长神经,后者在视神经稍上方前行至眼球。

④在近眶尖处,清理位于视神经外侧、动眼神经下支与鼻睫神经之间的**睫状神经节**,仔细追踪其发出的睫状短神经。注意观察**眼动脉**与视神经的关系(眼动脉起自颈内动脉,穿视神经管入眶,前行中依次位于视神经的下方、外侧、上方)。仔细观察眼动脉的主要分支和分布,其在视神经外侧发出泪腺动脉,分布于眶外侧部结构,最后分为鼻背动脉和滑车上动脉。若眼静脉因过于粗大而有碍操作,可不必保留。

⑤去除视神经管上壁,沿视神经剪开视神经鞘。在近眼球处、视神经下方寻认发自眼动脉的视网膜中央动脉,其在眼球后方约 1 cm 处穿视神经鞘进入视神经。

⑥去除视神经鞘，显示**下直肌**。用解剖镊自眼球后极将眼球提起，观察横过下直肌下方的**下斜肌**。寻认分布于下直肌、下斜肌和内直肌的动眼神经下支，在下直肌外侧缘拉起至下斜肌的神经，以此向后追踪找出至下直肌和内直肌的神经（至内直肌的神经横过下直肌止点处的上方）。

⑦清理眼球外侧的**外直肌**，在中部将其切断，将后部翻向外侧，在其内侧面寻认进入该肌的展神经。

(3)**解剖眼球**　可用牛或猪等的眼球代替，以便在肉眼或手术显微镜下观察眼球内的细小结构。取新鲜动物眼球，除去周围脂肪，向眼球内注入少量10%福尔马林，然后置于福尔马林或酒精中（过夜），使其变硬。

①切开眼球筋膜鞘，探查其与巩膜间的巩膜外隙。由内侧向外侧剪开睑内、外侧连合，用力牵开上、下睑使眼球前突。沿角膜周缘环行切开结膜及深面的眼球筋膜，并将筋膜自其深面翻起，显露4块直肌（上直肌、下直肌、内直肌、外直肌）的止点。它们分别形成一个宽而薄的腱，在巩膜角膜连接处止于巩膜。2块斜肌（上斜肌、下斜肌）的止点也形成宽而薄的腱，止于眼球后半部的巩膜。显露下斜肌起点，该肌在鼻泪管入口的外侧起自眶底，在下直肌下方横行至其止点。

观察眼球筋膜鞘形成的韧带：悬韧带自泪骨经眼球下方至颧骨，像吊床一样承托眼球；节制韧带由内、外直肌的肌鞘分别向内侧和外侧连至眶壁。

②结膜与巩膜结合疏松，容易分离至巩膜边缘。清除眼球外肌和脂肪，纵行切开包绕视神经的硬脑膜（至眼球后极），理解视神经被膜的临床意义。

③在离体眼球的赤道附近，成片翻起巩膜直至显露脉络膜。轻握眼球以消除张力，然后小心插入探针，将巩膜与脉络膜分离，去除已游离的巩膜。去除眼球前后极之间的巩膜后，可显露出椭圆形脉络膜的区域（剥离过程中，探针尖必须紧贴巩膜，以免损伤脉络膜和视网膜）。在巩膜与角膜交界处的内面分离睫状体，后者在此处附着较牢固。

角膜后方的间隙为眼前房，通过瞳孔与眼后房相通。眼房内充满房水。晶状体在瞳孔边缘处与虹膜后面相接触。探针可经瞳孔和虹膜后方进入眼后房。

④纵行切开巩膜与角膜交界处，切面可见巩膜缘覆盖角膜缘。利用放大镜观察巩膜静脉窦，可见其呈裂隙状。观察虹膜角膜角，探查眼前、后房。剪除角膜，小心地将解剖剪插入瞳孔，剪开虹膜并翻起，继续向后剪开睫状体和脉络膜，观察虹膜、睫状体和脉络膜的位置及形态。然后，剪开视网膜以显露晶状体和玻璃体。

⑤沿赤道环行剪开3层眼球壁，将眼球分为前、后两半。观察视神经盘的位置和形态解剖过程中，视网膜易脱落，视神经盘除外。在流水作用下，用海绵拭去脉络膜色素，可显露血管网。

(4)**解剖泪器** 显露眶上壁前外侧部的**泪腺**,观察泪腺血管和神经。自泪点向上、下轻轻剥离,在眼轮匝肌睑部深面寻认细小的泪小管,继续向内侧剥离至**泪囊**。切开泪囊前壁,用探针经鼻泪管向下探至下鼻道。

11. 解剖耳

(1)**解剖外耳** 清理外耳道前壁前下方的软组织,暴露外耳道软骨和颞骨鼓部。因鼓部前壁参与构成颞下颌关节的关节窝,故需清除关节囊和关节软骨,暴露岩鼓裂和岩鳞裂,至蝶骨大翼根部后方的角棘,注意保留穿经岩鼓裂的血管和鼓索。自外耳门前方切除耳屏和外耳道软骨部前壁,用骨凿去除外耳道骨部前壁(至鼓膜前缘)。注意保持鼓膜的完整性,观察外耳道和鼓膜的方位。

(2)**解剖中耳**

①凿开鼓室的前壁和上壁,结合剖开的颞骨标本观察鼓室各壁的形态结构。扩大鼓室上壁的开口,暴露鼓室上隐窝内的**锤骨**和**砧骨**,观察听小骨链的位置、形态和连接。用解剖镊夹住锤骨柄,模拟鼓膜振动,观察听小骨链的运动并分析其作用。

②剥除咽鼓管上方的鼓膜张肌半管的薄片骨质,暴露其内的鼓膜张肌,观察其附着情况。在锤骨颈与砧骨长突之间,可见条索状的鼓索自后下方呈弓状弯向前下方。

③将耳郭向前推,摸认乳突的范围。在平对外耳道上壁的外耳道上三角处(此三角的上界为乳突上嵴相对于颧弓后方的延长线;后界为乳突嵴;前界为外耳门后缘和外耳道上棘,是乳突窦定位的重要标志),用骨凿凿开乳突根部骨质,挖除部分乳突小房,直向前上方,暴露乳突窦向乳突小房的开口。从后方观察乳突窦的位置和鼓室外侧壁与外耳道上三角的关系。

④在鼓室内侧壁上方的面神经管凸处,小心地剥除表面的骨质,暴露面神经管,在面神经裂孔处寻找并观察膝神经节。在岩部前面的岩大神经沟内,清理出细小的岩大神经。

(3)**解剖内耳** 结合内耳模型,在颞骨标本上观察3个骨半规管、前庭和耳蜗的位置和形态,并进一步观察其毗邻关系。

二、颅部

1. 解剖颅顶部软组织

(1)**皮肤切口** 将头部垫高,自颅顶作正中矢状切口向后延续至枕外隆凸,自颅顶正中作冠状切口继续向下切开耳根前、后方的皮肤,翻开头部所有剩余皮片。

(2)**解剖浅筋膜内结构**

①在额部观察已剖出的滑车上神经和血管、眶上神经和血管以及枕额肌的额

腹,向上追踪并修洁至帽状腱膜的前部,可见腱膜的外侧缘向下越过颞线伸展至颞区。

②向上追踪面神经颞支,并修洁颞筋膜前部。若面部解剖时未找到颧颞神经,这时可再进行寻找。

③向上追踪并修洁耳颞神经和颞浅血管,可见包在帽状腱膜伸展部内的耳前肌和耳上肌(它们有时连成一片),修洁这两块肌和全部颞筋膜。

④在耳郭后面追踪并修洁耳大神经、枕小神经、耳后血管、耳后神经和耳后肌。

⑤翻转尸体,面部朝下,在枕外隆凸处的浅筋膜内寻认自颈部上升的第3颈神经末支。摸认上项线,估计此处浅筋膜厚度,然后在距枕外隆凸外侧约2.5 cm处剥开浅筋膜,寻认穿出深筋膜的枕动脉和枕大神经,并追踪至颅顶。

(3)**解剖帽状腱膜、腱膜下疏松结缔组织和颅骨外膜**

①在额顶部成片地翻起约5 cm²的皮下组织层,由内向外翻起,连于外侧。其深面即为帽状腱膜和部分枕额肌额腹。在额部和枕部清理出枕额肌额腹和枕腹,清理时刀锋应与肌纤维平行。注意:帽状腱膜外侧缘向下越过颞线伸展至颞部。

②沿正中线切开帽状腱膜,插入刀柄并向四周拨动,检查其深面的疏松结缔组织与颅顶肌的相连情况。分层仔细观察帽状腱膜和腱膜下疏松结缔组织。

③参考翻剥帽状腱膜的方法,翻起约3.5 cm²的腱膜下疏松结缔组织,其深面即为颅骨外膜。切开颅骨外膜,插入刀柄使骨膜与颅骨分离,观察二者的结合情况。

2. 开颅取脑

(1)**锯除颅盖**

①使尸体仰卧,头下放枕木。自眉间向上、经颅顶至枕外隆凸作纵形切口,再由颅顶向两侧切至耳根部,将颅顶部软组织分成4片翻向下方。

②沿眉弓和枕外隆凸上方1.5 cm高度作环形连线,沿此线切开骨膜并向上、下剥离,可见骨膜紧连于骨缝,松贴于颅骨。沿此线先锯一浅沟,进而锯开颅骨。额部(尤其是额骨颧突)和枕部骨质较厚,应锯深一些;两侧骨质较薄,需锯浅一些。应仔细体会锯除颅骨时的手感差异。

③在锯开颅骨外板时,如锯齿上染有血迹,说明已锯入板障,应立即改用骨凿凿开内板,再用丁字形开颅器插入锯开的缝,用力撬起颅盖,使颅盖内面与硬脑膜分离,注意不要伤及硬脑膜。掀起颅盖后,可见硬脑膜与骨缝结合紧密,但与颅骨表面连接疏松。操作时注意手不要被骨的断端刺伤。

(2)**打开硬脑膜**

①在距正中线两侧各约1 cm处,自前向后纵行切开硬脑膜;自每侧切线中点作冠状切口,切开硬脑膜至耳郭上方,将硬脑膜分为4片,分别向下翻起。此时在

正中线处保留一条硬脑膜,内含**上矢状窦**,观察注入上矢状窦的**大脑上静脉**并将其剪断。沿正中线切开上矢状窦,去除窦内血块,寻认蛛网膜粒。

②沿上矢状窦两侧将手伸入大脑半球内侧,向外侧推开大脑半球,可见其间的**大脑镰**。沿大脑镰向前伸入颅前窝,扪出筛骨鸡冠,在此处剪断通过盲孔注入上矢状窦的鼻腔导静脉以及大脑镰。然后将大脑镰连同其上缘的上矢状窦一起自前向后拉起,至**小脑幕**上面的连接处。

③切断进入**直窦**的**大脑大静脉**。

(3)**取脑**

①移去枕木,移动尸体使头部略伸出解剖台外,自然下垂。将手伸入大脑**额叶**与额骨之间,轻轻抬起额叶,直至显露筛骨筛板上的**嗅球**。用刀柄将嗅球自筛板分离,由鼻腔穿经筛板的嗅神经也随之离断。

②继续向后托起额叶,可见白色粗大的**视神经**、**视交叉**及其外侧的**颈内动脉**。在近脑底处切断颈内动脉,在视交叉前方、近视神经管处切断视神经。继续将脑向后托起,可见到正中线上连于**垂体**的**漏斗**。切断漏斗柄,再向后可见到位于鞍背两旁的**动眼神经**及其外侧的**滑车神经**,逐一切断(滑车神经被小脑幕游离缘遮盖,用刀尖掀起此缘方可见到)。

③将尸体头部转向左侧,切断进入**横窦**和蝶顶窦的**大脑下静脉**。在蝶骨小翼深面分离颞极,轻揭右侧大脑半球,用刀尖沿颞骨岩部上缘切开小脑幕。轻轻托起**枕叶**,沿直窦右侧和横窦切开小脑幕。操作时切勿过深,以免损伤深面的小脑。用相同方法处理左侧小脑幕。自大脑半球枕叶与小脑之间将小脑幕向后方拉出,以充分暴露小脑。

④使脑向后坠(不可用力扳脑,否则易在**脑干**处拉断),用手轻轻托住脑(允许脑向后脱出少许),然后向两侧轻微移动数次,以便使小脑自颅后窝内脱出。当脑桥和延髓离开颅后窝前壁时,可见:三叉神经根在近颞骨岩部尖处穿硬脑膜;**展神经**在鞍背后方穿过硬脑膜;**面神经**和**前庭蜗神经**穿入内耳道;舌咽、迷走、副神经自颈静脉孔出颅;**舌下神经**分为两股,穿过硬脑膜进入舌下神经管。自上而下依次切断这些神经。

⑤使头部尽量后垂,将刀经延髓腹侧与枕骨大孔之间伸入椎管,切断脊髓两侧的脊神经根和**椎动脉**。在脊髓第3、4颈节高度切断脊髓,然后将脑取出,用流水冲洗干净后保存备用。有时脑固定后变得很硬,不易取出,此时可先除去枕骨鳞部再取脑。

3. 解剖颅盖和颅底

(1)**观察硬脑膜形成的结构** 移除脑后,结合完整硬脑膜标本,仔细观察硬脑膜形成的大脑镰、小脑幕和硬脑膜窦等结构。在上面近中线处,上矢状窦两侧壁上连有外侧陷窝，蛛网膜粒位于窦和陷窝的壁上。

(2) **解剖颅盖内面** 寻找与硬脑膜相连的导静脉，观察上矢状窦沟及两侧颗粒小凹。

(3) **解剖颅底内面**

①解剖颅前窝：观察嗅丝断端和筛孔。仔细去除筛板表面的硬脑膜，寻认极为细小的筛前神经及与之伴行的筛前动脉。筛前神经为鼻睫神经的终支，筛前动脉起自眼动脉，由筛板外侧缘中份入颅，前行至鸡冠两旁，穿小孔出颅入鼻腔。

②解剖颅中窝。

a. 移出脑垂体。切开鞍膈前、后缘，可见围绕在脑垂体前后的海绵间窦，与海绵窦相通形成环。切勿用解剖镊夹漏斗，以免损伤。切除鞍膈后，用刀柄自前向后将垂体从垂体窝内挑出，仔细去除蛛网膜，可见垂体后叶较小，被前叶包绕。

b. 自棘孔处切开硬脑膜，暴露脑膜中动脉及其分支。

c. 解剖海绵窦。自蝶骨小翼后缘切开硬脑膜，寻认短而窄的蝶顶窦（注入垂体窝两侧的**海绵窦**）。切开小脑幕在颞骨岩部上缘的附着处（勿伤及三叉神经），观察**岩上窦**，此窦前通海绵窦，后通横窦。在鞍背两侧、动眼神经与颈内动脉断端之间，细心切开海绵窦处的硬脑膜，清除窦内血块。在海绵窦外侧壁，自上而下寻认动眼神经、滑车神经和三叉神经发出的眼神经，在窦腔内寻认颈内动脉及其下外侧的展神经。解剖过程中，可见窦内有许多纤细的小梁网分隔海绵窦，网眼内有血块。

在颞骨岩部尖的前面，仔细切除硬脑膜，显露三叉神经节及其前缘发出的**眼神经、上颌神经和下颌神经**。追踪眼神经至眶上裂，其3个分支（泪腺神经、额神经、鼻睫神经）中，鼻睫神经分出较早；追踪上颌神经至圆孔；追踪下颌神经至卵圆孔，并观察穿卵圆孔的导静脉。将三叉神经节翻向前下方，观察深面的三叉神经运动根，此根加入下颌神经至卵圆孔。

保留动眼、滑车神经穿过硬脑膜的孔，追踪两神经至眶上裂，其中动眼神经穿眶上裂前已分为两支。注意：勿用解剖镊夹神经，以免造成损伤。

去除剩余的海绵窦外侧壁，可见窦腔内的颈内动脉被交感神经丛包绕。在鞍背下外侧2 cm处，寻认颈内动脉外侧的展神经，经海绵窦追踪至眶上裂。

d. 解剖岩大、小神经。仔细翻起尚存在于颞骨岩部前面的硬脑膜，寻认非常细小的岩大、小神经，切勿当做结缔组织去除。**岩大神经**自面神经管裂孔穿出，行向前内侧，经三叉神经节后方至破裂孔，与岩深神经汇合成翼管神经。**岩小神经**位于岩大神经外侧，行向下内侧，自卵圆孔旁的骨孔出颅加入耳神经节。

③解剖颅后窝。

a. 在一侧切开大脑镰下缘，观察下矢状窦。切开大脑镰附着小脑幕处，观察直窦,直窦前端接受大脑大静脉,后端一般通入左横窦。上矢状窦、直窦和两侧横窦在枕内隆凸附近汇合并扩大形成窦汇,在颅骨相应处可见一浅窝。

b. 自枕内隆凸向外侧切开横窦,转折向下、再向前内侧切开**乙状窦**至颈静脉孔。在乙状窦后壁中份观察乳突导静脉开口。

c. 在内耳门处辨认面神经和前庭蜗神经。内耳门下内侧为颈静脉孔,去除此处的硬脑膜,寻认自前向后排列的舌咽、迷走、副神经。副神经脊髓根在脊髓颈段侧面合成一束,向上经枕骨大孔入颅,斜向上外侧与副神经颅根汇合。寻认终于颈静脉孔前份的**岩下窦**(此窦位于颞骨岩部与枕骨基底部之间)。

d. 基底窦位于颅后窝的斜坡上。切开硬脑膜检查基底窦时,注意保护展神经。

4. 解剖脑

对照图谱或挂图,仔细观察脑的被膜、血管和表面结构,再按如下步骤进行解剖和观察。

(1)**解剖大脑半球浅层结构**

①清除右侧大脑半球上外侧面的全部脑膜和血管。自此面的边缘开始,将脑膜翻向外侧沟。沿**外侧沟**侧壁剪开脑膜,分离沟内的**大脑中动脉**和**大脑中浅静脉**。掀除脑膜后,注意观察血管离开脑膜后的一般排列形式。

②扩张右侧大脑半球外侧沟,将**岛叶**与周围的脑叶分离,清除脑膜和血管。若脑组织柔软,则可完全暴露岛叶;若脑组织固定后很硬,则需切除岛叶周围的遮盖部分,方能充分暴露岛叶。切除的部分应予保留,待观察岛叶结束后复原,以便于将来复习。

③在胼胝体膝附近寻认右侧**大脑前动脉**,向下追踪其主干和分支,并观察与之伴行的大脑前静脉。在距状沟下端寻认**大脑后动脉**,并清理其分支。清理和观察大脑半球内侧面的动脉分支和分布后,去除脑膜和血管。

④用刀柄剥除右侧大脑半球扣带回的皮质,暴露扣带,向前追踪至前穿质,向后追踪至海马旁回。通过解剖右侧半脑(正中矢状切面),可观察大脑半球内侧面的结构,配合整体脑的解剖。

(2)**解剖胼胝体** 利用整体脑,经大脑纵裂观察**胼胝体**。沿胼胝体上面向两侧清理,观察其与两大脑半球的关系。在正中矢状切脑标本,自大脑半球内侧面去除扣带,用刀柄沿胼胝体上面和前面向外侧清理,观察胼胝体的分布和毗邻。仔细修洁,显露连于胼胝体后部与侧脑室后角和下角顶部之间的毯,此结构是自胼胝体进入大脑半球的一片纤维。

(3)**解剖侧脑室** 在左侧大脑半球的胼胝体上方作水平切面,以暴露**侧脑室**的中央部、前角和后角。在颞叶中份水平切开下角外侧壁,去除上方脑组织以暴露下角。也可在大脑半球内侧面剪开透明隔,以显露侧脑室中央部。观察脉络丛的形态和动脉来源以及侧脑室与背侧丘脑、尾状核、海马和齿状回的位置关系。

(4) **解剖大脑半球深层结构**

①在右侧大脑半球选择约 2 cm×2 cm 的范围,用解剖镊的柄剥除脑沟两侧的脑回皮质,显露弓状纤维。在外侧沟下端,剥除岛叶和附近的额、颞叶皮质,显露绕过外侧沟的钩束。剥除颞叶外侧面和相邻枕叶的皮质,显露下纵束。在岛叶稍上方剥除顶叶皮质,显露上纵束,分别向前、后追踪至额、颞叶。

②用解剖镊的柄从外侧剥除岛叶皮质,显露最外囊。轻轻剥除最外囊,可见较薄的屏状核。清除屏状核下部,显露连接两侧颞叶的前连合(圆形神经纤维束)。剥除屏状核和深面的外囊,显露凸向外侧的豆状核,在其下部的表面观察外侧纹状体血管。分离并去除钩束,追踪外侧纹状体血管,可见其经前穿质入脑。

③剥除豆状核,显露内侧的内囊。沿内囊纤维束向前、上、后剥除,可见内囊内的纤维呈放射状与额、顶、枕、颞叶联系。剥离并追踪锥体束,向下经大脑脚、脑桥基底部和锥体至锥体交叉。

(5) **解剖基底核** 取另一侧大脑半球,去除脑膜和血管。在室间孔稍上方高度作水平切面,观察**尾状核**、**豆状核**和**屏状核**以及**背侧丘脑**和**内囊**的位置,对照观察脑厚片染色标本。然后将切开的两部分复位,作冠状切面,进一步观察。

(庞　刚)

第二章 颈 部

实验目的与要求

□ 掌握颈部的境界和分区;掌握颈部的层次结构;掌握颏下三角、下颌下三角、颈动脉三角和肌三角的境界;掌握下颌下三角和颈动脉三角的内容;掌握甲状腺的位置、毗邻、动脉和喉的神经;掌握颈动脉鞘的位置和内容;掌握锁骨下动脉的分段和分支;掌握膈神经和迷走神经的位置及走行。

□ 熟悉颈部浅层结构内的颈阔肌、浅静脉、颈丛皮支;熟悉胸锁乳突肌区和颈根部的境界和内容;熟悉颈交感干的位置和组成;熟悉胸导管的位置及走行;熟悉臂丛的位置及行径。

□ 了解颈部的表面解剖;了解颈部筋膜的层次和筋膜间隙;了解甲状旁腺的位置;了解气管颈部和食管颈部的毗邻;了解枕三角和锁骨上三角的境界和内容;了解颈部淋巴回流。

学习要点

一、概述

1. 境界

颈部上界以自下颌体下缘、下颌角、乳突、上项线至枕外隆凸的连线与头部分界;下界以胸骨柄上缘、胸锁关节、锁骨、肩峰及其至第 7 颈椎棘突的连线与胸部和上肢分界。

2. 分区

以斜方肌前缘为界,颈部分为前方的固有颈部和后方的项部。因项部同时是脊柱区的一部分,故通常所指的颈部仅为固有颈部。固有颈部被胸锁乳突肌分为颈前区、胸锁乳突肌区和颈外侧区。

3. 体表标志

颈部的体表标志有舌骨、甲状软骨、环状软骨、颈动脉结节、胸锁乳突肌、锁骨上大窝和胸骨上窝。

二、颈部层次结构

1. 皮肤

颈部皮肤薄、移动性大,皮纹横向。

2. 浅筋膜

浅筋膜为含有脂肪的疏松结缔组织,每侧有皮肌(颈阔肌)、浅静脉(颈外和颈前静脉)、颈外侧淋巴结和颈丛皮支(枕小、耳大、颈横和锁骨上神经),皮支自胸锁乳突肌后缘中点浅出位置是颈部手术阻滞麻醉的穿刺点。此外,面神经颈支自腮腺下缘浅出后,行向前下,支配颈阔肌。

3. 颈筋膜

颈筋膜可分为浅、中、深三层。其中,浅层又称封套筋膜,围绕整个颈部形成一个封闭式的筒鞘状结构;中层又称内脏筋膜或气管前筋膜;深层又称椎前筋膜。

三、颈前区

颈前区位于两侧胸锁乳突肌之前,以舌骨为界分为舌骨上区和舌骨下区。其中,舌骨上区包括中央的颏下三角和两侧的下颌下三角,舌骨下区包括左、右颈动脉三角和肌三角。

1. 颏下三角

(1)境界　由左、右二腹肌前腹和舌骨围成。

(2)内容　1~3个颏下淋巴结。

2. 下颌下三角

(1)境界　由二腹肌前腹、后腹和下颌骨下缘围成。

(2)内容　下颌下腺,面动、静脉,舌动、静脉,舌下神经,舌神经和下颌下神经节。

3. 颈动脉三角

(1)境界　前上为二腹肌后腹,前下为肩胛舌骨肌上腹,后为胸锁乳突肌前缘。

(2)内容

①颈总动脉、颈内动脉和颈外动脉:分叉处为颈动脉窦,颈内动脉在颈部无分支,颈外动脉分支有甲状腺上动脉、舌动脉和面动脉等。

②颈内静脉:位于颈内动脉和颈总动脉外侧。

③迷走神经:自颈总动脉和颈内静脉后方下降,在该三角内分出喉上神经和心支。

④舌下神经:弓行于颈内、外动脉浅面至下颌下三角。弓形处向下发出降支,称颈袢上根。

⑤副神经:自胸锁乳突肌上份穿入并支配该肌。

4. 肌三角

(1)境界　位于颈前正中线、胸锁乳突肌前缘和肩胛舌骨肌上腹之间。

(2)内容

①舌骨下肌群:分浅、深两层;浅层外侧为肩胛舌骨肌上腹,内侧为胸骨甲状肌;深层下有胸骨舌骨肌,上有甲状舌骨肌。

②甲状腺:呈"H"形,分为两侧叶和峡部,表面有真、假两层被膜;喉上神经外支和甲状腺上动脉伴行向前下方,在距甲状腺上极 0.5～1.0 cm 处分离;喉返神经和甲状腺下动脉在甲状腺侧叶中、下 1/3 交界处后方交叉。

③甲状旁腺:上、下各一对,位于甲状腺侧叶后面。

④气管颈部和食管颈部。

四、胸锁乳突肌区和颈根部

1. 胸锁乳突肌区

(1)境界　胸锁乳突肌所覆盖和占据的区域。

(2)内容

①颈袢:颈袢上根为舌下神经降支,颈袢下根由第 2、3 颈神经前支的部分纤维构成,两根在颈动脉鞘表面合成颈袢,发出分支支配舌骨下肌群。

②颈动脉鞘:为内脏筋膜包绕大血管及神经形成,内含颈总动脉、颈内动脉、颈内静脉及迷走神经。

③颈丛:由第 1～4 颈神经的前支组成。

④颈交感干:由颈上、中、下交感神经节及节间支组成,位于脊柱两侧,椎前筋膜之后。

2. 颈根部

(1)境界　颈根部指颈部和胸部之间的接壤区域,由进出胸廓上口的诸结构占据。前界为胸骨柄,后界为第 1 胸椎体,两侧为第 1 肋,中心标志为前斜角肌。

(2)内容

①胸膜顶:是覆盖肺尖的壁胸膜,高出锁骨内侧 1/3 上缘 2～3 cm。

②锁骨下动脉:被前斜角肌分成三段。其中,第 1 段位于前斜角肌内侧,分支有椎动脉、胸廓内动脉和甲状颈干(发出甲状腺下动脉)等;第 2 段位于前斜角肌后方;第 3 段位于前斜角肌外侧,第 1 肋上方。

③胸导管及右淋巴导管：胸导管于食管左侧出胸廓上口，平第7颈椎高度形成胸导管弓，多数注入左静脉角。右淋巴导管为一短干，出现率仅为20%左右，多数注入右静脉角。

④迷走神经：于颈总动脉和颈内静脉之间后方下行进入胸腔。其中，右迷走神经在经右锁骨下动脉第1段前面时发出右喉返神经。

⑤膈神经：位于前斜角肌前面，椎前筋膜深面，向内下方斜行下降。

⑥椎动脉三角：内侧界为颈长肌，外侧界为前斜角肌，下界为锁骨下动脉第1段，尖为第6颈椎横突前结节。三角内主要结构有椎动、静脉，甲状腺下动脉，颈交感干及颈胸神经节等。

⑦锁骨下静脉：于第1肋外侧续为腋静脉，经前斜角肌前方，向内侧与颈内静脉汇合成头臂静脉，两者之间的汇合部称为静脉角。

五、颈外侧区

颈外侧区位于胸锁乳突肌后缘之后、斜方肌前缘之前、锁骨中1/3段上方，被肩胛舌骨肌下腹分为上方的枕三角和下方的锁骨上三角。

1. 枕三角

（1）境界　颈根部由胸锁乳突肌后缘、肩胛舌骨肌下腹上缘和斜方肌前缘围成。

（2）内容　副神经、颈丛分支、臂丛分支。

2. 锁骨上三角

（1）境界　由锁骨上缘中1/3、胸锁乳突肌后缘和肩胛舌骨肌下腹围成，在体表呈明显凹陷，又称为锁骨上大窝。

（2）内容　以前斜角肌为中心，前方有纵行的膈神经，横行的锁骨下静脉及其属支、肩胛上动脉和颈横动脉（锁骨下动脉的分支）；后方自上至下为臂丛和锁骨下动脉第3段。锁骨中点上方为锁骨上臂丛神经阻滞麻醉处。

六、颈部淋巴结

1. 颈上部淋巴结

颈上部淋巴结沿头颈交界排列，位置表浅，分成5组，由前向后分别为颏下淋巴结、下颌下淋巴结、腮腺淋巴结、乳突淋巴结及枕淋巴结。

2. 颈前区淋巴结

颈前区淋巴结又称颈前淋巴结，位于颈前正中部，舌骨下方，两侧胸锁乳突肌及颈动脉鞘之间，分为颈前浅淋巴结和颈前深淋巴结。

3. 颈外侧区淋巴结

颈外侧区淋巴结又称颈外侧淋巴结,以颈筋膜浅层为界,分为浅、深两组,分别沿颈外静脉和颈内静脉排列。

实验教具

□标本:显示颈阔肌、颈外静脉和颈前静脉、颈神经皮支的颈部浅层标本,显示甲状腺及其血管和喉神经的标本,显示颈总动脉、颈内动脉和颈外动脉及其分支的标本,显示下颌下三角内容的标本,整尸操作标本等。

□模型:头颈部局解模型,胸廓上口模型。

□操作器械:手术刀柄、刀片、有齿解剖镊、无齿解剖镊、钢锯(可选)等。

实验操作指导

一、颈部浅层结构

1. 皮肤切口

尸体取仰卧位,使头部伸出解剖台外,自然下垂,尽可能后仰。作以下切口:

(1)**正中切口** 自颏部中央至胸骨上缘中点,沿颈前正中线作一垂直切口。

(2)**上切口** 自颏部向两侧沿下颌骨下缘切至乳突(切口宁上勿下)。

(3)**下切口** 自颈静脉切迹向两侧沿锁骨切至肩峰。

注意:颈部皮肤薄,皮下即为颈阔肌,因此切口一定不能过深。将皮片向两侧翻至后方,直至暴露(触及)斜方肌前缘。

2. 解剖颈阔肌

在皮下找到**颈阔肌**,观察其纤维走向和起止;沿锁骨切断该肌(切口一定要浅),将肌向上翻起至下颌骨下缘,试在深面找出支配该肌的面神经颈支。注意保留其深面的颈前静脉和颈外静脉,不可一起翻起。

3. 解剖浅静脉

在颈前正中线两侧找出**颈前静脉**,自上而下游离,追踪该静脉至穿入深筋膜处;自下颌角后方向下,沿胸锁乳突肌表面找出**颈外静脉**,游离、追踪至其下端在锁骨上方穿入深筋膜处。沿两静脉走行附近分别有颈前浅淋巴结和颈外侧浅淋巴结,观察后清除即可。

4. 解剖颈丛皮支

在胸锁乳突肌后缘中点的附近,找到沿该肌表面上行的**耳大神经**,该神经较粗,可追踪至耳郭附近。沿胸锁乳突肌后缘找到向后上方走行的**枕小神经**,追踪至枕区(该神经粗细不一,部分标本中较细小,可不追踪)。找出经胸锁乳突肌表面向前横行的**颈横神经**,追踪至颈前区。从胸锁乳突肌后缘中点的下方,找出向下外方穿深筋膜浅出的**锁骨上神经**(2~3支)。

5. 清除浅筋膜

在保留上述浅静脉和颈丛皮支的基础上,清除残存的所有浅筋膜,观察颈深筋膜浅层(封套筋膜)。封套筋膜包绕整个颈部,在胸锁乳突肌和斜方肌处分为两层包裹两肌。在胸骨柄上方横行切开深筋膜并观察,胸骨上间隙内有颈静脉弓连接两侧颈前静脉。

二、舌骨上区

修洁二腹肌前腹和后腹,辨认**颏下三角**和**下颌下三角**。

1. 解剖颏下三角

找到构成颏下三角边界的左、右两侧**二腹肌前腹**和**舌骨体**,三角的深面为**下颌舌骨肌**。清除颏下深筋膜,观察并清除颏下淋巴结。

2. 解剖下颌下三角

下颌下三角由二腹肌前、后腹和下颌骨下缘围成。

(1)**解剖下颌下腺** 切开颈深筋膜浅层形成的下颌下腺鞘,暴露**下颌下腺**和下颌下淋巴结,去除淋巴结。下颌下腺形状不规则,被下颌舌骨肌分为浅、深两部(浅部较大,深部较小)。深部前端有**下颌下腺导管**发出,该导管形状与静脉类似,但与血管没有连接,应注意区别。

(2)**解剖面动、静脉** 在咬肌前缘和下颌骨体下缘交点处,下颌下腺上方找出**面动脉**,游离,追踪至二腹肌后腹深面。在下颌下腺的表面找出**面静脉**。

(3)**切断二腹肌** 自起点处切断二腹肌前腹,翻向外下方,完整暴露下颌舌骨肌。

(4)**切断下颌舌骨肌** 沿前正中线和舌骨体切断下颌舌骨肌的附着处,将该肌翻向上方,暴露深面的**舌骨舌肌**。大部分下颌舌骨肌都很薄,因此切口一定要浅,防止将深层的舌骨舌肌一起切断。

(5)**解剖舌下神经** 将下颌下腺稍翻向上,在舌骨舌肌表面清理出**舌下神经**,跟踪向下找到颈袢上根。

(6)**解剖舌动、静脉** 在舌下神经与舌骨大角之间,剖出**舌动脉**及与之伴行的**舌静脉**,向前追踪至舌骨舌肌后缘,进入该肌的深面。

(7)**解剖舌神经** 将下颌下腺稍翻向下,在深部的前缘、舌骨舌肌表面查找出**舌神经**并观察。舌神经向下发出分支支配至下颌下腺之前,先经过一个膨大的**下颌下神经节**。

三、舌骨下区和胸锁乳突肌区

修洁舌骨下区肌群和胸锁乳突肌，辨认胸锁乳突肌区和舌骨下区的肌三角和颈动脉三角的界线。

1. 解剖颈动脉三角和胸锁乳突肌区

颈动脉三角由胸锁乳突肌前缘、二腹肌后腹与肩胛舌骨肌上腹围成，颈动脉三角内的大部分内容物与**胸锁乳突肌区**相延续。

（1）**解剖胸锁乳突肌** 在尽可能保留颈丛皮支和颈外静脉的基础上，剥离覆盖胸锁乳突肌表面的封套筋膜，直至该肌后缘。切断胸锁乳突肌的胸骨端和锁骨端，边分离边向上翻起该肌，待翻至该肌的上 1/3 深面时，找出进入该肌的**副神经**，保留，继续翻向后上方直至止点。**肩胛舌骨肌**中间腱附着于该肌的深面。

（2）**解剖颈动脉鞘** 沿颈动脉鞘周围检查颈深淋巴结并将其去除，暴露颈动脉鞘；纵行切开鞘，暴露并修洁鞘内的**颈内静脉**、**颈总动脉**、**颈内动脉**、**颈外动脉**及**迷走神经**，观察它们的位置关系：动脉位于外侧，静脉位于内侧，神经位于两者中间的后方。在颈动脉分叉处，颈总动脉末端和颈内动脉起始部的膨大称为**颈动脉窦**。在动脉分叉处的内后方，试找出颈动脉小球。

（3）**解剖颈外动脉分支** 颈外动脉平甲状软骨上缘发出**甲状腺上动脉**，平舌骨大角处发出**舌动脉**和**面动脉**。游离过程中若有颈内静脉的属支干扰，可将其切断。

（4）**解剖椎前筋膜** 将颈总动脉、颈内静脉和迷走神经共同向外牵拉，显露出**椎前筋膜**，于椎体两侧剖出其深面的**颈交感干**。沿颈交感干向上追踪颈上神经节，平环状软骨水平找出颈中神经节（此节较小或不明显）。

2. 解剖肌三角

（1）**解剖舌骨下肌群** 切断颈前静脉上端，翻向下，修洁**舌骨下肌群**。肌群下份外侧缘有来自颈袢的肌支，沿肌支向上追踪至颈袢，观察其上、下根。在胸骨柄上缘切断**胸骨舌骨肌**，将肌和颈袢肌支一起翻向上方。修洁深层的**胸骨甲状肌**和**甲状舌骨肌**，切断胸骨甲状肌的下端，向上翻至甲状软骨，暴露甲状腺、喉和气管颈段。

（2）**解剖气管前筋膜和甲状腺** 观察气管颈段表面被覆的颈深筋膜中层（气管前筋膜），该筋膜包裹甲状腺形成甲状腺鞘（又称假被膜）。清除假被膜，暴露**甲状腺**，观察甲状腺侧叶和峡部的位置及形态。

（3）**解剖甲状腺上动脉和喉上神经** 在甲状腺侧叶上极附近，查找**甲状腺上动脉**，并找出在血管后方的**喉上神经外支**，观察两者的伴行关系。分别向上追踪甲状腺上动脉发出的**喉上动脉**和**喉上神经内支**，至穿出甲状舌骨膜处。

(4) **解剖甲状腺下动脉和喉返神经** 在甲状腺侧叶下极附近找出**甲状腺下动脉**。把甲状腺侧叶翻向内侧，在环甲关节的后方，气管食管间沟内找出**喉返神经**，仔细观察左、右喉返神经的行程及其与甲状腺下动脉的交叉关系。

(5) **解剖甲状腺最下动脉和甲状腺的静脉** 找出与甲状腺上动脉伴行的甲状腺上静脉；在甲状腺侧叶外侧缘的中份找出甲状腺中静脉，追踪至颈内静脉；试在甲状腺峡下方的气管前间隙内，寻找甲状腺最下动脉，此处甲状腺下静脉互相吻合形成甲状腺奇静脉丛。为便于分辨其他结构，可在观察后切断甲状腺的静脉。

(6) **解剖甲状腺的被膜和甲状旁腺** 翻开甲状腺侧叶，仔细观察假被膜（在甲状腺侧叶后方，向后逐渐变厚，形成甲状腺悬韧带，附着于喉和气管）。然后从腺前面切开假被膜，查看其深面的真被膜。试从腺侧叶后面上、下份的结缔组织内找出甲状旁腺（有时甲状旁腺被埋在甲状腺实质内）。

四、颈外侧区和颈根部

1. 颈外侧区

(1) **清除封套筋膜** 将胸锁乳突肌复位，观察颈外侧区（由胸锁乳突肌后缘、斜方肌前缘和锁骨中 1/3 上缘围成），该区被肩胛舌骨肌下腹分为**枕三角**和**锁骨上三角**。在枕三角内清除封套筋膜，注意避免损伤深面的副神经。

(2) **解剖副神经** 副神经由胸锁乳突肌后缘上、中 1/3 交界处向外下方，至斜方肌前缘中、下 1/3 交界处进入斜方肌深面。修洁副神经，若有伴行淋巴结可在观察后切除。

(3) **解剖颈丛** 将颈内静脉和颈总动脉拉向内侧，清出**颈丛**的各神经根，再次确认颈丛的分支。

(4) **解剖臂丛** 确认**臂丛**的 5 个根，即颈 5～胸 1 神经的前支。可见颈 5、颈 6 神经的前支合并形成上干，颈 7 神经的前支延续为中干，颈 8 神经的前支与胸 1 神经前支的一部分合并形成下干。试找出臂丛在该区发出的肩胛背神经（发自颈 5 神经根）、肩胛上神经（发自上干或上干的后股）和胸长神经（发自颈 5、6、7 神经根）。

2. 解剖颈根部

(1) **分离或离断锁骨** 颈根部与颈部、胸部和上肢三者关系密切，结构复杂，且位置较深，为暴露清楚，便于操作，可离断胸锁关节或直接在锁骨中部锯断锁骨，贴锁骨骨膜剥离锁骨周围结构，向下拉开锁骨。

(2) **解剖锁骨下静脉** 在**前斜角肌**下端与锁骨之间修洁**锁骨下静脉**并追踪，其与颈内静脉合成**头臂静脉**，汇合处称**静脉角**。为了暴露深面结构，可自颈内静脉中、下 1/3 处切断，向上、下翻起。

(3) **解剖淋巴导管** 在胸廓上口、食管颈部左缘查找**胸导管**，可见其上升至第

7颈椎高度呈弓状向左跨过胸膜顶,形成胸导管弓;然后经颈动脉鞘后方、椎血管前方,弯向下内注入左静脉角(注入部位并不恒定,也可注入左颈内静脉或左锁骨静脉)。在右静脉角处,查找**右淋巴导管**(有时缺如)。

(4) **观察臂丛和膈神经** 在**斜角肌间隙**内,查找位于锁骨下动脉后上方的**臂丛**及其组成(颈神经根、干、股、束四级组合)。沿**前斜角肌**(臂丛前方的肌)表面查找**膈神经**并观察其组成。

(5) **观察迷走神经和喉返神经** 在颈总动脉和颈内静脉间修洁迷走神经,可见右迷走神经经右锁骨下动脉前方入胸。仔细查找由此处发出的右喉返神经(勾绕右锁骨下动脉),其向后上方行于气管和食管间沟内。左迷走神经经左颈总动脉和左锁骨下动脉间进入胸腔。

(6) **解剖锁骨下动脉及其分支** 修洁锁骨下动脉,观察其分段情况,查找第1段的分支:向后上发出**椎动脉**,追踪至颈椎横突孔;向上发出**甲状颈干**,继而向内侧发出**甲状腺下动脉**至甲状腺下极,向外侧发出肩胛横动脉和肩胛上动脉至斜方肌深面和肩胛区(可不追踪);向下发出**胸廓内动脉**。

(7) **观察椎动脉三角** 该三角的外侧界为前斜角肌,内侧界为颈长肌,下界为锁骨下动脉第一段。三角内的主要结构有椎动脉、椎静脉、甲状腺下动脉和颈交感干的颈下神经节,后者常与第1胸交感神经节合并,称颈胸神经节或星状神经节。

(邓雪飞)

第三章 胸 部

实验目的与要求

□ 掌握胸部的境界与分区；掌握乳房的淋巴回流；掌握锁胸筋膜的位置及穿行结构；掌握胸膜的分部、胸膜腔和胸膜隐窝的构成及临床意义；掌握肺根的构成及各结构的排列关系；掌握纵隔的概念、境界和分区；掌握纵隔诸结构的排列与毗邻；掌握心包的构造及心包穿刺的部位；掌握主动脉弓的位置及毗邻；掌握动脉导管三角和食管上、下三角的境界和内容；掌握食管胸部的位置及毗邻。

□ 熟悉肋间隙的构成及内容；熟悉肺叶及肺段的临床划分；熟悉胸膜和肺的体表投影；熟悉纵隔左、右侧面观的结构及其位置关系；熟悉膈的裂隙和薄弱区。

□ 了解胸部的体表标志；了解胸部皮肤、浅血管和皮神经的结构；了解女性乳房的位置和构造。

学习要点

一、概述

1. 境界

胸部上方与颈部相连，以颈静脉切迹、胸锁关节、锁骨上缘、肩峰及其与第7颈椎棘突的连线为界，上部两侧以三角肌的前后缘为界；下方与腹部相连，以剑突、肋弓、第11肋前端、第12肋下缘与第12胸椎棘突的连线为界。

2. 体表标志

胸部的体表标志有颈静脉切迹、胸骨角、剑突、肋、肋间隙、肋弓、胸骨下角和剑肋角。

二、胸壁

1. 分部和层次

(1) 分部　胸前区，位于前正中线与腋前线之间；胸外侧区，位于腋前线与腋后线之间;胸背区,位于腋后线与后正中线之间。

(2)层次　皮肤较薄。浅筋膜内有胸廓内血管的穿支、肋间后血管的前穿支、胸腹壁静脉、锁骨上神经、肋间神经的前皮支和外侧皮支等。深筋膜浅层较薄弱,覆于胸大肌和前锯肌表面;深筋膜深层位于胸大肌的深面。胸壁的肌层由浅入深分为三层,第一层为胸大肌、腹直肌和腹外斜肌的上部,第二层为锁骨下肌、胸小肌和前锯肌,第三层为肋间肌。肋间隙前宽后窄,内有肋间肌、肋间血管、淋巴结和神经等。胸内筋膜为衬于胸廓内面的致密结缔组织。

2. 重要局部结构

(1)锁胸筋膜　锁胸筋膜是位于喙突、锁骨下肌和胸小肌上缘之间的深筋膜,内有胸肩峰动脉的分支和胸外侧神经穿出,分布于胸大、小肌。此外,有头静脉和淋巴管穿该筋膜至腋窝,分别注入腋静脉和腋淋巴结。

(2)乳房及其淋巴回流　乳房位于胸前外侧壁浅筋膜内,主要由乳腺叶和脂肪组织等构成。乳房的淋巴管十分丰富,互相吻合成网;乳房外侧部和中央部的淋巴管注入胸肌淋巴结(乳房淋巴回流主要途径),上部的淋巴管注入尖淋巴结和锁骨上淋巴结,内侧部的淋巴管注入胸骨旁淋巴结,深部的淋巴管注入胸肌间淋巴结,内侧部的浅淋巴管与对侧乳房淋巴管交通,内下部的淋巴管通过腹壁和膈下的淋巴管与肝的淋巴管交通。乳腺癌发生淋巴转移时,可侵犯腋淋巴结和胸骨旁淋巴结。如果淋巴回流受阻,肿瘤细胞可转移至对侧乳房或肝。

三、胸膜与胸膜腔

1. 胸膜的分部

胸膜根据覆盖部位不同分为壁胸膜和脏胸膜。壁胸膜又分为胸膜顶、肋胸膜、纵隔胸膜和膈胸膜4个部分;脏胸膜覆盖于肺表面。

2. 重要局部结构

(1)胸膜腔　脏、壁胸膜之间形成的胸膜腔间隙,左右各一,互不相通,内呈负压,含有少量浆液。

(2)胸膜隐窝　某些部位壁胸膜相互返折形成的胸膜腔隐窝,包括肋膈隐窝和肋纵隔隐窝等。

四、膈

1. 位置和分部

膈是位于胸、腹腔之间的穹窿形扁肌,凸向上,构成胸腔的底、腹腔的顶。膈的中央部为腱膜,称中心腱;周围部为肌纤维,分为胸骨部、肋部和腰部3部。膈上有3个裂孔,分别为主动脉裂孔、食管裂孔和腔静脉孔,分别有主动脉和胸导管、食管和迷走神经以及下腔静脉通过。

2. 重要局部结构

(1)**胸肋三角** 位于膈肌的胸骨部和肋部之间,内有腹壁上动、静脉以及来自腹壁和肝上面的淋巴管。

(2)**腰肋三角** 位于膈肌的肋部、腰部和第12肋上缘之间,其前方与肾相邻,后方有肋膈隐窝。

胸肋三角和腰肋三角内缺乏肌纤维,是膈的薄弱区,为膈疝的好发部位。

五、肺

1. 形态结构

肺呈半圆锥形,位于胸腔内,纵隔的两侧。左肺被斜裂分为上、下两叶,右肺被斜裂和水平裂分为上、中、下三叶。肺门位于肺纵隔面的中部,有主支气管、肺动脉、肺静脉、支气管动脉、支气管静脉、淋巴管和神经等出入。

2. 重要局部结构

(1)**肺根** 由出入肺门的结构被结缔组织包绕构成。肺根内结构的排列自前向后为上肺静脉、肺动脉、主支气管和下肺静脉。左肺根内结构的排列自上而下为左肺动脉、左主支气管、左上肺静脉和左下肺静脉;右肺根内结构的排列自上而下为右肺上叶支气管、右肺动脉、中间支气管和右下肺静脉。

(2)**肺韧带** 由脏胸膜和纵隔胸膜在肺根下方相互移行的双层胸膜构成,称肺韧带。该韧带连于肺和纵隔之间,呈冠状位,有固定肺的作用。肺韧带内有肺下静脉,切开此韧带时应注意保护。

(3)**支气管肺段** 由每一肺段支气管及其所属肺组织构成,简称肺段。肺段呈圆锥形,底位于肺的表面,尖朝向肺门。肺段之间含有少量结缔组织和段间静脉,是肺段切除的标志。右肺有10个肺段,左肺有8个肺段。

六、纵隔

1. 概述

纵隔是左右纵隔胸膜之间所有器官、结构和组织的总称。以胸骨角至第4胸椎下缘的平面为界,分为上、下纵隔。下纵隔又以心包为界分为3部:心包与胸骨之间为前纵隔,心包和心脏以及出入心脏的大血管根部所占据的区域为中纵隔,心包与脊柱之间的部分为后纵隔。

2. 上纵隔

上纵隔的器官和结构由前向后大致可分为 3 层：前层为胸腺静脉层，内有胸腺、头臂静脉和上腔静脉；中层为动脉层，内有主动脉弓及其分支、膈神经和迷走神经；后层为管道层，内有气管、食管和喉返神经等。

动脉导管三角位于主动脉弓的左前方，由左膈神经、左迷走神经和左肺动脉三者围成，内有动脉韧带、左喉返神经及心浅丛。手术中常以动脉导管三角作为寻找动脉导管的标志。

3. 下纵隔

(1) **前纵隔**　前纵隔内有胸腺、纵隔前淋巴结和疏松结缔组织。

(2) **中纵隔**　中纵隔内有心包、心、出入心的大血管根部、膈神经和心包膈血管等。

(3) **后纵隔**　后纵隔内有食管、迷走神经、胸主动脉、奇静脉、半奇静脉、副半奇静脉、胸导管、交感干和纵隔后淋巴结等。

(4) **重要局部结构**　**食管上三角**由左锁骨下动脉、脊柱和主动脉弓围成，内有食管上份和胸导管；**食管下三角**由心包、胸主动脉和膈围成，内有食管下份。

4. 纵隔间隙

(1) **胸骨后间隙**　位于胸骨与胸内筋膜之间；该间隙的炎症积液可向下蔓延至膈，甚至穿膈扩散至腹部。

(2) **气管前间隙**　位于上纵隔，在气管和气管杈与主动脉弓之间，上通颈部的气管前间隙。

(3) **食管后间隙**　位于食管与胸段脊柱之间，内有奇静脉、副半奇静脉和胸导管；该间隙上通咽后间隙，下通腹膜后间隙。

实验教具

□标本：骨架标本，切开胸壁显示胸壁层次及胸膜腔标本，带部分胸壁的离体膈标本，离体乳房标本，离体肺支气管标本，肺段分色铸型标本，整尸操作标本。

□模型：乳房模型，肺段模型。

□操作器械：手术刀柄、刀片、解剖镊、解剖剪、肋骨剪等。

实验操作指导

一、皮肤切口

尸体取仰卧位，依次作以下切口。

(1) **上切口** 自胸骨柄上缘的颈静脉切迹沿锁骨至肩峰作横切口。
(2) **下切口** 自剑突沿肋弓向外下至腋后线作斜行切口。
(3) **纵切口** 上至颈静脉切迹,下达剑突,作纵行切口。
(4) **环形切口** 在乳晕周缘作环形切口。

上述诸切口均应浅切,向两侧翻起皮片,乳晕(女性乳房)保留在原位,将皮片翻至腋后线。注意:皮片不能过厚,避免切断浅层的血管和神经。

二、胸前外侧壁

1. 解剖胸壁结构

胸前外侧壁浅部结构已在上肢解剖时剖查,逐层翻开皮片、筋膜、胸大肌和胸小肌,复查肋间神经前皮支和外侧皮支穿出部位,清理胸大、小肌在胸壁上的附着部分,观察前锯肌的附着部位,并注意其与腹外斜肌肌齿的交错。

2. 女性乳房的解剖

以乳头为中心,用刀尖沿放射状方向轻轻划开乳房,观察其构造。乳房内含有**乳腺**和脂肪,乳腺被结缔组织分隔成15~20个乳腺小叶,每个乳腺小叶有1个输乳管,以乳头为中心呈放射状排列,末端开口于乳头。

3. 解剖肋间隙

(1) **肋间肌** 肋间内、外肌都很薄,注意切口不可过深。先辨认肋间外肌和肋间外膜,观察**肋间外肌**的肌纤维方向。沿第4或第5肋下缘,用刀尖轻轻切开肋间外肌和肋间外膜,将其下翻,可见位于深面、肌纤维斜向内上方的**肋间内肌**,且可见肋间神经分支进入肋间内、外肌。

(2) **肋间后动、静脉和肋间神经** 用解剖镊轻拉已解剖出的肋间神经外侧皮支,在其穿出处切开肋间内肌并翻向下,沿外侧皮支追踪至**肋间神经**本干,同时观察位于其上方的**肋间后动、静脉**。三者伴行于肋沟内,自上而下分别为肋间后静脉、肋间后动脉、肋间神经。

4. 开胸

离断两侧胸锁关节,切断位于锁骨下方的锁骨下肌。此肌起于第1肋内侧端上面,止于锁骨外侧端的下面,向外牵拉锁骨。在颈静脉切迹处将已于颈部解剖时切断的胸骨舌骨肌和胸骨甲状肌翻向上。在腋中线附近,自上而下剔除第1~9肋间隙的肌,剔除约2 cm宽,伸入手指推压肋胸膜,使其与胸内筋膜分离。使用肋骨剪沿腋中线依次剪断第2~10肋,在前斜角肌附着处的内侧剪断第1肋,在胸骨柄处提起胸前壁,用手指或刀柄伸入胸骨后方分离结缔组织,找出两侧的**胸廓内动脉**。用力将胸前壁掀起,同时用手指将胸骨及肋深面的结构向后推开,将切开的胸前外侧壁向下翻开,使其与壁胸膜分离,直至完全向下翻转。翻转过程中,若因两侧胸廓内血管的牵拉而影响操作,可在胸骨柄的两侧切断胸廓内血管。

5. 观察胸前外侧壁内面

在胸内筋膜浅面可见附着于胸骨体和肋软骨的胸横肌,胸骨两侧有胸廓内动、静脉,胸廓内动脉向下分为两个终末支,即肌膈动脉与腹壁上动脉。在追踪、修洁胸廓内动脉时,应注意附近的淋巴结,即沿胸廓内血管周围排列的胸骨旁淋巴结。

三、胸膜与肺

1. 探查胸膜

(1) **观察壁胸膜**　位于肋和肋间隙内面的胸膜为**肋胸膜**。探查**胸膜顶**,胸膜顶向上突起,在锁骨内 1/3 处,超过锁骨 2~3 cm。探查左、右胸膜前界(即肋胸膜与纵隔胸膜的前方反折线)的位置,可见其在第 2~4 胸肋关节高度可接触或重叠,在胸骨角水平以上和第 4 胸肋关节水平以下的部分则相距较远,分别形成**上胸膜间区**和**下胸膜间区**。探查胸膜下界(肋胸膜与膈胸膜的反折线),了解胸膜下界的体表投影。将两侧肋胸膜的前壁切开并翻向外侧,观察位于纵隔两侧的左、右纵隔胸膜以及位于膈上方的**膈胸膜**。

(2) **观察脏胸膜**　脏胸膜位于肺表面且深入肺裂中。观察纵隔胸膜与脏胸膜的移行和延续,可见纵隔胸膜与脏胸膜在肺根相互移行,并在肺根下方形成**肺韧带**。探查胸膜腔,将手从切开的肋胸膜伸入,向四周探查,此时手位于壁胸膜与脏胸膜之间,手所占据的空间即为**胸膜腔**。探查胸膜隐窝,将手伸入胸膜腔,摸到肋胸膜与膈胸膜反折线,再摸到肺的下界,两者之间的胸膜腔即为**肋膈隐窝**。肋膈隐窝呈半环形,前高后低。探查左肋胸膜与左纵隔胸膜前方的反折线,观察左肺心切迹,两者之间的胸膜腔即为左纵隔隐窝。探查肋膈隐窝时,注意不要被肋骨断端刺伤。

2. 取肺并观察

原位观察肺的位置、分叶和形态,检查肺的体表投影,比较肺与胸膜下界的关系(因尸体上的肺已萎缩,与活体不相符,故仅作参考)。将手由肺前缘伸入肺与纵隔之间,将肺向外侧牵拉,露出肺根及肺韧带,然后将肺根结构逐一在分叉前切断(注意勿伤及肺根前方的膈神经和后方的迷走神经),将肺取出。肺门主要结构的位置关系有一定的规律:从前向后依次为**上肺静脉**、**肺动脉**、**主支气管**和**下肺静脉**;从上向下,左肺门为肺动脉、主支气管、上肺静脉和下肺静脉,右肺门为上叶支气管、肺动脉、中下叶支气管、上肺静脉和下肺静脉。此外,两肺门处还有数个肺门淋巴结。

四、肋间隙后部

在近脊柱处撕开胸后壁的肋胸膜,清理1~2个肋间隙的肋间后动、静脉和肋间神经,修洁并观察肋角内侧肋间血管、神经在肋间隙的位置及排列关系。在**肋角处**,**肋间后动**、**静脉**和**肋间神经**进入肋间内肌和肋间最内肌之间。在肋角外侧,血管、神经主干行于肋沟内,其排列关系自上而下为静脉、动脉和神经。

五、纵隔

1. 观察纵隔

用刀背将两侧纵隔胸膜从纵隔的左、右侧面剥离,以肺根为标志观察左、右侧面的主要结构。剥离胸膜时,注意保护肺根前方的膈神经和心包膈血管以及肺根后方的迷走神经。

(1)**观察纵隔左侧面** 纵隔左侧面中央部为左肺根,其前方有左膈神经和心包膈血管下行,前下方为心包和心脏,后方有胸主动脉、左迷走神经、左交感干和内脏大神经,上方有主动脉弓及其分支(左颈总动脉和左锁骨下动脉)。左头臂静脉横过主动脉弓分支的前方,主动脉弓右后方为气管和食管胸部。胸椎的左侧有左交感干,其内侧有半奇和副半奇静脉。主动脉弓左前方有动脉导管三角,其前界为左膈神经,后界为左迷走神经,下界为左肺动脉,内有动脉韧带、左喉返神经和心浅丛。食管上三角由左锁骨下动脉、主动脉弓和脊柱围成,内有胸导管和食管胸段的上部;食管下三角由胸主动脉、心包和膈围成,内有食管胸段的下部。

(2)**观察纵隔右侧面** 纵隔右侧面中央部为右肺根,其上方为奇静脉弓(向前注入上腔静脉)。上腔静脉在主动脉升部右侧向下穿心包,注入右心房。可见头臂干自主动脉弓上缘右侧发出后分为右颈总动脉和右锁骨下动脉。心包后方有食管胸段和主动脉胸部下行。右膈神经自上腔静脉右侧下行,经右肺根前方,与右心包膈血管伴行(贴心包侧壁下行)。右迷走神经在上腔静脉后内侧,贴附于气管胸部右侧,经右肺根后方下行。胸椎右侧可见右交感干的胸部,其内侧有奇静脉。

2. 解剖上纵隔

上纵隔由前向后大致分为三层:前层主要有胸腺、左头臂静脉、右头臂静脉和上腔静脉;中层有主动脉弓及其三大分支、膈神经和迷走神经;后层有食管、气管、胸导管和左喉返神经等。

(1)**观察胸腺** 修洁上纵隔的结缔组织及纵隔胸膜,显示**胸腺**轮廓。胸腺在儿童时期较发达,成年时期退化成脂肪及结缔组织块,形状不规则。

(2)**解剖上腔静脉和头臂静脉** 去除已观察过的胸腺残余或胸腺,暴露**上腔静脉**及**头臂静脉**。右头臂静脉纵行,左头臂静脉从左上向右下斜行于胸骨柄后方,左、右头臂静脉汇合形成上腔静脉。找出注入头臂静脉的甲状腺下静脉,寻认奇静脉(在右侧呈弓形越右肺根上方汇入上腔静脉)。

(3) **解剖纵隔前淋巴结** 在上纵隔前部和前纵隔内,找出并清除出入心的大血管周围和心包前方的纵隔前淋巴结。

(4) **解剖主动脉弓** 清理主动脉弓上缘从右前至左后依次发出的**头臂干**、**左颈总动脉**和**左锁骨下动脉**。主动脉弓越过左主支气管后,转向下延续为主动脉胸部。

(5) **解剖膈神经** 由颈根部向下,在肺根前方找出**膈神经**(与心包膈血管伴行),左、右膈神经分别经心包表面和外侧下行至膈。在上腔静脉右侧观察并修洁右膈神经,其向下经右肺根前方、纵隔胸膜与心包之间下行至膈。在左颈总动脉和左锁骨下动脉之间找出左膈神经,左膈神经进入胸腔时位于左迷走神经外侧,然后交叉到其前方,越过主动脉弓,再往下经左肺根前方下行至膈。

(6) **解剖迷走神经及其分支** 左、右迷走神经行程不同,**左迷走神经**在主动脉弓前方下行,经左肺根后方至食管前方,分散形成食管前丛,再向下合成迷走神经前干;**右迷走神经**在食管与气管的右侧下行,经右肺根后方至食管后方,分散形成食管后丛,再向下合成迷走神经后干。在主动脉弓下缘观察并修洁左喉返神经,其由左迷走神经发出并勾绕主动脉弓下缘返折向上;在右锁骨下动脉的前方修洁右喉返神经,其由右迷走神经发出并勾绕右锁骨下动脉下缘返折向上。左、右喉返神经均沿气管与食管间沟内上行返回颈部。迷走神经在肺根上方发出气管支,在主动脉弓下后方发出胸心支、食管支和心包支。

(7) **解剖肺动脉、动脉导管三角** 在主动脉弓下方清理**肺动脉干**及其分支左、右**肺动脉**。在主动脉弓左前方观察由左膈神经、左迷走神经和左肺动脉围成的**动脉导管三角**,该三角是临床手术寻找动脉导管的标志。三角内有**动脉韧带**、**左喉返神经**和**心浅丛**(三角内互相交错的神经纤维)。钝性分离主动脉弓下缘连至肺动脉分叉左侧的动脉韧带。动脉韧带是一条粗短的结缔组织索,其外侧为左喉返神经。

3. 解剖中纵隔

中纵隔内含心、心包、出入心的大血管根部、膈神经、心包膈血管、奇静脉弓、心神经丛及淋巴结等。

(1) **解剖心包腔** 在心包上方作一弧形切口,再沿两侧缘各作一纵行切口,将心包前壁翻向下,查看心包。心包的上端附着于升主动脉和肺动脉的根部,下端与膈肌中心腱愈着。用一根手指从左侧伸入升主动脉和肺动脉干的后方、上腔静脉和左心房的前方,手指所通过的间隙即为**心包横窦**。把心尖抬起,探查左、右肺静脉和下腔静脉口之间的**心包斜窦**。在心包前壁与下壁移行处与心之间查看**心包前下窦**。掀起心包前壁,在心上方观察心包腔内出入心的大血管,观察从右向左排列的**上腔静脉**、**升主动脉**和**肺动脉干**。然后将心提起,在右下方观察**下腔静脉**(穿心包回流注入右心房下部)以及注入左心房两侧的**左、右肺上、下静脉**。

(2)**解剖心的结构**(仅限于研究生操作) 观察完出入心的大血管,在上腔静脉注入心上方 1 cm 处切断上腔静脉,向上提起心尖,在心包斜窦的边缘处切断左、右肺静脉及下腔静脉,在主动脉口和肺动脉口上方约 2 cm 处切断升主动脉和肺动脉干,移出心脏,以便进一步解剖、观察。在心前面沿前室间沟用刀尖轻轻划开浆膜心包脏层(心外膜),清理**前室间支**及与之伴行的心大静脉,然后沿血管向上修洁至冠状沟,在冠状沟内清理出**冠状动脉**、**冠状窦**和心小静脉。沿后室间沟修洁**后室间支**及与之伴行的心中静脉。清理时注意观察左、右冠状动脉的分支并保留。

①解剖右心房:自上腔静脉口前缘至下腔静脉口前缘的连线(界沟的前方)作一垂直切口,在该切口的上端横行切至右心耳尖,在该切口的下端沿冠状沟稍上方作一横切口。翻开右心房前外壁,清洗右心房内血块,观察内部结构:后方为光滑的**腔静脉窦**,可见上、下腔静脉口和冠状窦口,后内壁可见**卵圆窝**,前部是内面布满**梳状肌**的固有心房,两者之间的分界标志为**界嵴**。右心房前下部有右房室口以及附于此处的三尖瓣。

②解剖右心室:在动脉圆锥上部横行作一个短切口,切开右心室前上壁,在横切口的右端向下沿前室间沟右侧切至心下缘,再沿横切口的另一端,向下平行于冠状沟作切口,切至心下缘。将切开的右心室前壁翻向下方(注意保护好隔缘肉柱)。清理血块后观察:在流入道观察附着于右房室口的**三尖瓣**、**腱索**和**乳头肌**的形态和位置;观察从室间隔连于右心室乳头肌基部的**隔缘肉柱**;观察流出道部的**肺动脉圆锥**、肺动脉口及附着于口周缘的**肺动脉瓣**;观察**室上嵴**(流入道和流出道之间的横行肌性隆起)。

③解剖左心房:在左心房后壁 4 条静脉口之间做一个"U"形切口,向上翻起切片,观察左心房 4 条肺静脉的开口、左心耳内的**梳状肌**、左房室口及附着于此处的二尖瓣位置和形态。

④解剖左心室:在心尖切迹的左侧,分别沿前、后室间沟的左侧(约 0.5 cm 处),作平行于室间沟的切口,切至冠状沟,沿切口将左心室分开,清理干净。观察**二尖瓣**、**腱索**和前、后组**乳头肌**的位置及形态,位于主动脉口的**主动脉瓣**、主动脉窦及左、右冠状动脉的开口,以及**室间隔**的肌性部和膜部。从左心室观察,膜部位于主动脉的右瓣和后瓣联合处的下方。从右心室观察,膜部被三尖瓣的附着线分为前下和后上两部;前下部分隔左、右心室,又称室间部;后上部位于左心室和右心房之间,又称房室间部。

4. 解剖后纵隔与上纵隔后部

后纵隔与上纵隔后部的结构大多连续,故一起进行解剖操作。在后纵隔内,上下纵行排列的器官有食管、胸导管、胸主动脉、奇静脉、半奇静脉、副半奇静脉、迷走神经、纵隔后淋巴结、胸交感干以及内脏大、小神经；横行排列的结构有肋间后动、静脉。

(1) **观察气管和左、右主支气管** 向前牵开主动脉弓，清理纤维结缔组织，显示**气管**、气管杈和**左、右主支气管**，观察周围的淋巴结。右主支气管行程较陡直，其前方有主动脉升部、上腔静脉和右肺动脉；左主支气管较细长，行程较平，其前方有左肺动脉，后方有主动脉胸部和食管。

(2) **解剖食管和迷走神经前、后干** 将气管、主支气管推向一侧，可见深面的**食管**。观察并清理食管上段，可见其两侧紧贴纵隔胸膜。观察食管下段，修洁食管前、后丛及向下汇成的**迷走神经前、后干**，找出胸主动脉发出的食管动脉。在气管和食管之间的左侧暴露左喉返神经，追踪至发出处，向上可追踪至甲状腺后方。

(3) **解剖胸主动脉及其分支** 将食管和气管推向右侧，从主动脉弓末端向下，清理**胸主动脉**至膈主动脉裂孔处，沿途寻找其分支：食管动脉（4~5支，清理出 1~2 支即可）、气管动脉（每侧 1~2 支，沿主支气管后壁至肺）、肋间后动脉（一般为 9 对，行于 3~11 肋间隙，分离 1~2 对即可）及肋下动脉（行于 12 肋下缘）。

(4) **观察奇静脉、半奇静脉和副半奇静脉** 将食管推向左侧，在脊柱右前方可见**奇静脉**。奇静脉向上行于胸主动脉与胸导管的右侧，绕右肺根后上方，平胸骨角水平，注入上腔静脉；自膈向上清理至注入处，观察其沿途收集的右肋间后静脉、食管静脉和半奇静脉。将食管推向右侧，观察**半奇静脉**。半奇静脉在第 7~10 胸椎高度向右注入奇静脉，其属支有副半奇静脉和左下部的肋间后静脉；**副半奇静脉**收集左上部的肋间后静脉。

(5) **解剖胸导管** 在食管的后方，奇静脉与胸主动脉之间找出**胸导管**下段，注意观察胸导管的行程。胸导管在第 5 胸椎高度斜行向左上，行至左锁骨下动脉后方、食管上段的左后方，继续向上可追踪至其注入**左静脉角**处。

(6) **解剖胸交感干及其分支** 撕去脊柱两侧肋胸膜，在奇静脉外侧修洁贴于脊柱两侧的**胸交感干**（由局部膨大的椎旁神经节和节间支构成）。在胸交感神经节与肋间神经之间找出互相连接的两条交通支，外侧较粗的为白交通支，内侧较细的为灰交通支。在交感干下部找出由第 6~9 胸交感干神经节发出的分支斜向前下汇合而形成的**内脏大神经**，以及由第 10~12 胸交感干神经节发出分支合成的**内脏小神经**，并向下追踪，穿膈脚进入腹腔。

（焦　轶）

第四章 腹 部

实验目的与要求

□ 掌握腹部的境界与分区；掌握腹直肌鞘的构成特点；掌握腹股沟管及腹股沟三角的位置、构成和内容；掌握胃、肝、胰、小肠、大肠及肾的位置、毗邻和血管；掌握肝门、肝门静脉、肝外胆道及胆囊三角的组成和位置；掌握肾门和肾窦的位置和内容；掌握腹主动脉的位置、行程及分支；掌握腰丛的组成和分支。

□ 熟悉腹部的体表标志；熟悉腹前外侧壁的层次结构；熟悉网膜与胃的韧带；熟悉肝的韧带和膈下间隙；熟悉肝的分叶与分段；熟悉胰管与副胰管的位置与开口；熟悉肝门静脉的属支及收集范围；熟悉腹膜后隙的境界与内容；熟悉肾的被膜和血管；熟悉脾、输尿管腹部、肾上腺及腰交感干的位置与毗邻。

□ 了解腹腔脏器的体表投影；了解食管腹部的位置、毗邻和血管；了解胃与肾的淋巴引流和神经分布；了解胆总管的分段；了解下腔静脉的行程和毗邻；了解乳糜池的位置及回流淋巴干。

学习要点

一、概述

1. 境界和分区

（1）境界　上界由剑突（或剑胸结合处）、两侧肋弓下缘、第 11～12 肋游离缘和第 12 胸椎棘突的连线围成；下界为耻骨联合上缘、耻骨嵴、耻骨结节、腹股沟、髂前上棘、髂嵴、髂后上棘和第 5 腰椎棘突的连线。

（2）分区　通常采用九分法，即用两条水平线和两条垂直线将腹部划分为九个区。上水平线是经过两侧肋弓下缘最低点（相当于第 10 肋水平）的连线，下水平线是经过两侧髂结节的连线；两条垂直线分别经过左、右腹股沟韧带中点（或两侧腹直肌的外侧缘）。9 个分区：上为腹上区及左、右季肋区；中为脐区及左、右外侧区；下为腹下区及左、右髂区。另一种分法是四分法，即用脐的垂直线和水平线将腹部分为左、右腹上部和左、右腹下部。

2. 体表标志

腹部的体表标志有耻骨联合、耻骨结节、髂嵴、髂前上棘、髂后上棘、脐和半月线。

二、腹前外侧壁

1. 境界和层次

(1) 境界　腹壁两侧以腋后线为界,分为前部的腹前外侧壁和后部的腹后壁。

(2) 层次　腹前外侧壁由浅到深依次为皮肤、浅筋膜、肌层(腹直肌、腹外斜肌、腹内斜肌和腹横肌)、腹横筋膜、腹膜外组织和壁腹膜。腹部皮肤薄而富有弹性,腹股沟区附近的皮肤移动性小,其他部位移动性较大。浅筋膜在脐平面以上为一层,脐平面以下分为两层:浅层为脂肪层,即 Camper 筋膜;深层为膜性层,即 Scarpa 筋膜。浅筋膜内含有丰富的浅血管、淋巴管和皮神经。腹前外侧壁的肌包括位于前正中线两侧的腹直肌和外侧的腹外斜肌、腹内斜肌和腹横肌。腹横筋膜是腹内筋膜衬贴于腹横肌深面的部分。腹膜外组织又称腹膜外筋膜、腹膜下筋膜或腹膜外脂肪,是位于腹横筋膜与壁腹膜之间的疏松结缔组织。壁腹膜(腹膜壁层)是腹前外侧壁的最内层,向上移行于膈下腹膜,向下延续于盆腔的腹膜。

2. 重要局部结构

(1) 腹直肌鞘　由3块扁肌的腱膜组成,包绕腹直肌。腹直肌鞘分前、后两层,前层由腹外斜肌腱膜与腹内斜肌腱膜的前层构成;后层由腹内斜肌腱膜的后层与腹横肌腱膜构成。但在弓状线以下,腹内斜肌腱膜的后层和腹横肌腱膜均转至腹直肌的前面参与构成腹直肌鞘前层,使后层缺如,故此线以下腹直肌后面与腹横筋膜相贴。

(2) 腹股沟管　位于腹股沟韧带内侧半的上方,是一由外上斜向内下的肌筋膜裂隙,长 4~5 cm,内有精索(或子宫圆韧带)、髂腹股沟神经和生殖股神经等结构通过。

腹股沟管的外口称腹股沟管浅(皮下)环,是由腹外斜肌腱膜在耻骨结节外上方形成的三角形裂隙。腹股沟管的内口称腹股沟管深(腹)环,在腹股韧带中点上方约 1.5 cm 处,为腹横筋膜向外的突口,其内侧有腹壁下动脉。腹股沟管有4个壁,前壁为腹外斜肌腱膜和腹内斜肌,后壁为腹横筋膜和腹股沟镰,上壁为腹内斜肌和腹横肌的弓状下缘,下壁为腹股沟韧带。

(3) 腹股沟三角　位于腹前壁下部,由腹直肌外侧缘、腹股沟韧带和腹壁下动脉围成,是腹壁下部的薄弱区。若腹腔内容物从腹股沟三角处膨出,可形成腹股沟直疝。

三、结肠上区

1. 境界和内容

结肠上区介于膈与横结肠及其系膜之间,其主要结构包括食管腹部、胃、肝、肝外胆道和脾。

2. 重要局部结构

(1)食管腹部 食管腹部在第10胸椎高度、正中矢状面左侧2~3 cm处穿膈食管裂孔进入腹腔。食管腹部前面有迷走神经前干经过,后面有迷走神经后干经过。动脉供应来自膈下动脉和胃左动脉的食管支。

(2)胃 大部分位于左季肋区,小部分位于腹上区。胃后壁隔着网膜囊与胰、左肾上腺、左肾、脾、横结肠及其系膜相毗邻,这些器官共同构成了胃床。动脉供应来自胃左、右动脉,胃网膜左、右动脉,胃短动脉,以及胃后动脉;静脉皆与同名动脉伴行,均汇入门静脉系统;胃的淋巴管分区回流至胃大、小弯侧血管周围的淋巴结群,最后汇入腹腔淋巴结。

(3)十二指肠 始于胃幽门,续于空肠,呈"C"形弯曲,包绕胰头;除始、末两端外,均在腹膜后隙,紧贴腹后壁第1~3腰椎的右前方,按其走向可分为上部、降部、水平部、升部4部。动脉供应来自胰十二指肠上、下动脉。

(4)肝和肝外胆道 肝大部分位于右季肋区和腹上区,小部分位于左季肋区,左、右肋弓间的部分与腹前壁相贴。肝的脏面凹陷,肝门有肝管、肝门静脉、肝固有动脉、淋巴管及神经等出入。动脉供应主要来自肝固有动脉,静脉血经肝静脉汇入下腔静脉。

肝外胆道由肝左管、肝右管、肝总管、胆囊和胆总管组成。胆总管由肝总管与胆囊管汇合而成,可分十二指肠上段、十二指肠后段、胰腺段和十二指肠壁段4段。

右膈下腹膜外间隙	右肝上间隙	镰状韧带	左肝上间隙	左肝上后间隙	左膈下腹膜外间隙
				左三角韧带	
				左肝上前间隙	
	肝				
	右肝下间隙	肝圆韧带	左肝下间隙	左肝下后间隙(网膜囊)	
				小网膜和胃	
				左肝下前间隙	

图4-1 肝的韧带与膈下间隙的分区图

(5)胰 位于腹上区和左季肋区,横过第1、2腰椎前方,可分为头、颈、体、尾4部。胰管位于胰实质内,与胆总管汇合形成肝胰壶腹,经十二指肠大乳头开口于十二指肠腔;副胰管位于胰头上部,开口于十二指肠小乳头。动脉供应来自胰十二指肠上、下动脉和脾动脉胰支等。

(6)脾 位于左季肋区的肋弓深处。动脉供应来自脾动脉;脾静脉多在脾动脉的后下方走行,向右至胰颈处与肠系膜上静脉汇合成肝门静脉。

(7)肝门静脉 多由肠系膜上静脉和脾静脉在胰头和胰体交界处的后方汇合而成,上行至肝门,分为两支,分别进入肝左、右叶。肝门静脉的属支包括肠系膜上静脉、脾静脉、肠系膜下静脉、胃左静脉、胃右静脉、胆囊静脉和附脐静脉等,多与同名动脉伴行,收集食管腹段、胃、小肠、大肠(至直肠上部)、脾、胰和胆囊的静脉血。

四、结肠下区

1. 境界和内容

结肠下区位于横结肠及其系膜与小骨盆上口之间。该区内有空肠、回肠、盲肠、阑尾和结肠等脏器。

2. 重要局部结构

(1)空肠及回肠 空肠主要位于结肠下区的左上部,回肠位于结肠下区右下部,两者占据结肠下区的大部分。动脉供应来自肠系膜上动脉;空、回肠静脉与同名动脉伴行,汇入肠系膜上静脉;肠系膜淋巴结沿肠血管排列,其输出管注入肠系膜上淋巴结,肠系膜上淋巴结的输出管注入腹腔干周围的腹腔淋巴结,最后汇成肠干注入乳糜池。

(2)盲肠和阑尾 盲肠是大肠的起始部,位于右髂窝,其下端为盲端,上续为升结肠,左侧与回肠末端相连接,后内侧壁有阑尾附着,后面为髂腰肌,前面邻腹前壁。阑尾根部位置比较恒定,其体表投影约在脐与右髂前上棘连线的中、外1/3交界处(McBurney点),阑尾发炎时局部常有明显压痛。阑尾动脉起于回结肠动脉,经回肠末端后方进入阑尾系膜。阑尾静脉与同名动脉伴行,经回结肠静脉、肠系膜上静脉,最后汇入肝门静脉。

(3)结肠 围绕在空、回肠周围,分为升结肠、横结肠、降结肠和乙状结肠4部。动脉供应主要有回结肠动脉、右结肠动脉、中结肠动脉、左结肠动脉和乙状结肠动脉;结肠的静脉与动脉伴行,分别回流至肠系膜上、下静脉,最后汇入肝门静脉;升结肠及横结肠右侧大部分淋巴汇集于肠系膜上淋巴结,横结肠左侧小部分、降结肠及乙状结肠的淋巴回流入肠系膜下淋巴结。

五、腹膜后隙

1. 境界和内容

腹膜后隙位于腹后壁的壁腹膜与腹内筋膜之间。上界为膈,下界至骶骨岬,两侧向前连于腹前外侧壁的腹膜外组织。腹膜后隙内有胰腺、十二指肠降部和水平部、肾、肾上腺、输尿管、腹部大血管、淋巴结和神经等重要结构。其中,胰腺、十二指肠的降部和水平部已在结肠上区内进行了介绍,故此处不再赘述。

2. 重要局部结构

(1)肾 位于脊柱两侧,紧贴于腹后壁。肾的被膜有3层,由外向内依次为肾筋膜、脂肪囊和纤维囊。肾段共有五个,包括上段、上前段、下前段、下段和后段。肾动脉多平第1~2腰椎间盘高度起自腹主动脉的两侧,于肾静脉的后上方横行向外经肾门入肾。肾内淋巴管分浅、深两组,相互吻合注入肾门淋巴结,其输出管注入腰淋巴结或直接汇入腰干。

(2)输尿管腹部 输尿管位于脊柱两侧,上端起自肾盂,下端止于膀胱,可分为腹部、盆部和壁内部3部。每部起始处管腔均较狭窄,即三个狭窄处。

(3)肾上腺 位于腹膜后方脊柱两侧,紧邻两肾的上端。肾上腺的动脉分上、中、下3支,分别来自膈下动脉、腹主动脉和肾动脉。肾上腺的静脉通常每侧各1支,左侧者汇入左肾静脉,右侧者汇入下腔静脉。

(4)腹主动脉 位于第12胸椎至第4腰椎的左前方,上自膈的主动脉裂孔续于胸主动脉,下至第4腰椎下缘水平分为左、右髂总动脉。不成对的脏支有腹腔干、肠系膜上动脉和肠系膜下动脉;成对的脏支有肾上腺中动脉、肾动脉和睾丸(卵巢)动脉;壁支有膈下动脉、腰动脉(4对)和骶正中动脉。

(5)下腔静脉 由左、右髂总静脉在第4~5腰椎水平汇合而成,在脊柱右前方沿腹主动脉右侧上行,经肝的腔静脉沟,穿膈的腔静脉孔,最后开口于右心房。下腔静脉的属支主要有髂总静脉、右睾丸(卵巢)静脉、肾静脉、右肾上腺静脉、肝静脉、膈下静脉和腰静脉等。

(6)乳糜池 胸导管起始部的梭形囊状膨大,位于第1~2腰椎椎体前方,接纳肠干和左、右腰干,向上经膈的主动脉裂孔与胸导管相续。

(7)腰交感干 由3个或4个腰交感神经节和节间支组成,位于脊柱与腰大肌之间,表面被深筋膜覆盖,上方连于胸交感干,下方延续为骶交感干。

(8)腰丛 位于腰大肌深面、腰椎横突的前面,主要分支有髂腹下神经、髂腹股沟神经、生殖股神经、股外侧皮神经、股神经和闭孔神经。

实验教具

□标本:显示腹前外侧壁层次的标本,显示腹膜、腹膜腔的标本,打开腹前外侧壁、显示腹腔脏器的标本,游离的胃、十二指肠、肝、胰、脾、肾标本,显示肝外胆道组成的标本,显示腹部血管的灌注标本,整尸操作标本。

□模型:显示腹膜、腹膜腔和腹腔脏器位置的胸腹部模型,肝脏模型,肾脏模型,肝外胆道模型。

□操作器械:手术刀柄、刀片、解剖镊、解剖剪、拉钩等。

实验操作指导

一、腹前外侧壁

1. 皮肤切口

尸体取仰卧位,依次作以下切口:

(1)自剑突沿前正中线向下,环形绕过脐,切至耻骨联合。

(2)自剑突沿肋弓下缘向两侧切至腋后线(该切口已在胸部解剖时完成)。

(3)自耻骨结节下方约3 cm处至髂前上棘下方约3 cm处,沿腹股沟韧带下缘作平行于该韧带的切口,自髂嵴下3 cm处切至腋后线的延长线处。

(4)沿前正中线切口向两侧剥离皮肤。

2. 解剖浅筋膜

(1)**寻找浅血管** 在下腹部浅筋膜的浅、深两层之间寻找腹壁的浅血管。在髂前上棘至耻骨结节连线中点内侧约1.5 cm附近,寻找旋髂浅动脉和腹壁浅动脉及与之伴行的同名浅静脉。在脐周围观察脐周静脉网,并向上寻找胸腹壁静脉,向下寻找注入大隐静脉的**腹壁浅静脉**。

(2)**辨认Camper筋膜和Scarpa筋膜** 在髂前上棘平面的浅筋膜上作一水平切口,长约10 cm,深至腹外斜肌腱膜浅面。用刀柄钝性分离浅筋膜的浅、深两层,可看到浅层为富含脂肪的Camper筋膜,深层为富含弹性纤维的膜性组织,即Scarpa筋膜。将手指伸入Scarpa筋膜与腹外斜肌腱膜之间,探查Scarpa筋膜的附着点。手指向内侧轻轻推进至白线附近,探明其内侧附着处。手指向下不能伸入股部,于腹股沟韧带下方约1.5 cm处受阻。在男性标本中,手指向下可进入阴囊肉膜深面。

(3)**寻认肋间神经皮支** 沿锁骨中线向两侧小心剔除浅筋膜,在前正中线旁剖出2~3支肋间神经的**前皮支**,在耻骨联合的外上方找到髂腹下神经的皮支,在腋中线上剖出2~3支肋间神经的**外侧皮支**。

(4)**清除浅筋膜,暴露腹外斜肌及其腱膜。**

3. 解剖腹前外侧壁

(1)**解剖腹外斜肌和腹内斜肌** 去除深筋膜,观察**腹外斜肌**的起始、纤维方向及移行为腱膜的位置,观察其腱膜形成的**腹股沟韧带**。自腹直肌外侧缘与肋弓的交点,沿肋弓向外侧切开腹外斜肌直至腋中线,再沿腋中线向下切至髂嵴,然后沿髂嵴向前内切至髂前上棘,分离**腹外斜肌**并翻向内侧,显露**腹内斜肌**,观察腹内斜肌的纤维走行及移行为腱膜的部位。

(2)**解剖腹横肌和神经血管** 沿上述腹外斜肌切口切开腹内斜肌,再由髂前上棘至腹直肌外侧缘作一水平切口,仔细分离腹内斜肌并翻向内侧。腹内斜肌与**腹横肌**结合甚牢,不易分离,其间有第7~11肋间神经、肋下神经及与之伴行的血管经过,注意观察这些血管、神经的走向和呈节段性分布情况。观察腹横肌的纤维走向及移行为腱膜的部位。

(3)**解剖腹直肌鞘及腹直肌** 沿腹直肌鞘前层的正中垂直线纵向切开**腹直肌鞘**,向两侧分离鞘前层,显露**腹直肌**。因鞘的前层与腹直肌**腱划**结合紧密,分离时须用刀尖仔细剥离。钝性分离并提起腹直肌,在该肌外侧缘深面可见第7~11**肋间神经**、**肋下神经**及与之伴行的血管分支进入腹直肌。在脐水平横断腹直肌并将其翻向上、下方,在其深面寻找**腹壁上、下动脉**,注意观察二者的吻合情况。在脐下4~5 cm处,腹直肌鞘后层呈现弓形游离下缘,即**弓状线**,此线以下,腹直肌与腹横筋膜直接相贴。

4. 解剖腹股沟区

(1)**解剖腹股沟管** 在耻骨结节外上方清理出腹外斜肌腱膜形成的裂隙,即**腹股沟管浅环**,辨认穿出的**精索**(或子宫圆韧带)。在腹股沟管浅环处可见腹外斜肌腱膜向下延伸包绕精索形成精索外筋膜。用刀柄钝性分离精索(或子宫圆韧带)的内侧和外侧,显露浅环的**内、外侧脚**,内侧脚附着于耻骨联合,外侧脚附着于耻骨结节。观察内、外侧脚之间的脚间纤维。提起精索(或子宫圆韧带),观察下方的腹股沟韧带,该韧带内侧端的腱纤维自耻骨结节向内上方连于腹直肌鞘前层,形成**反转韧带**。

自髂前上棘至腹直肌外侧缘作一水平切口,再沿腹直肌鞘外侧缘向下至**腹股沟管浅环**内侧脚的内侧作一垂直切口,切开腹外斜肌腱膜,然后将三角形的腹外斜肌腱膜片翻向外下(注意不要破坏浅环),便可打开腹股沟管前壁,显露管内的精索(或子宫圆韧带)。可见腹内斜肌的下部起于腹股沟韧带外侧2/3,精索外侧端的前面有腹内斜肌覆盖。**腹股沟管**位于腹股沟韧带内侧半的上方约1.5 cm处,由外上斜向内下走行,长约4.5 cm。

在精索的稍上方找到**髂腹下神经**,找出沿精索前外侧与之伴行的**髂腹股沟神经**。可见腹内斜肌和腹横肌下缘呈弓形跨过精索,构成腹股沟管上壁,此二肌的下缘发出一些小肌束附着于精索形成**提睾肌**。

游离精索并向外侧提起,可见构成腹股沟管下壁的腹股沟韧带。腹股沟管后壁为**腹横筋膜**,其内侧部可见**腹股沟镰**(联合腱)和反转韧带加强。向外侧提起精索,并沿精索向深部追踪,在腹股沟韧带中点上方1横指处可见腹横筋膜围绕精索形成的环口即**腹股沟管深环**,腹横筋膜向下延为精索内筋膜。

(2)**辨认腹股沟三角** 提起精索(或子宫圆韧带),在腹股沟管深环深面内缘寻找并修洁**腹壁下动脉**,该动脉与腹直肌外侧缘和腹股沟韧带内侧半围成的三角形区域即**腹股沟三角**。该三角区域的浅面为腹外斜肌腱膜,深面有腹股沟镰和腹横筋膜。

二、腹膜与腹膜腔

1. 打开腹膜腔

自剑突沿前正中线至耻骨联合,小心切开腹前壁。作此切口时,可先在脐上方前正中垂直线处切一小口,用手指探查并将腹前壁提起,使壁腹膜与深面的内脏分开,再向上、下依次切开壁腹膜。然后从剑突沿肋弓下缘向外切开腹前壁,直至腋后线附近,再沿腋后线向下切至髂嵴,将两侧腹壁翻向下方,打开**腹膜腔**,充分暴露腹腔内容。翻开腹壁的同时,切断附于腹前壁的**镰状韧带**和**肝圆韧带**。

2. 原位观察

(1)**观察肝的位置与毗邻** 打开腹膜腔后,观察肝的下缘与肋弓及剑突的位置关系,然后观察肝脏面的毗邻,再从胸腔侧观察肝上方的毗邻。

(2)**观察理解腹膜腔与腹腔的概念及境界** 按照腹部分区,观察腹部脏器的配布及位置关系。用手探查腹膜和腹膜腔时,动作宜轻柔,不要破坏腹膜。将肋弓向上提起,伸手插入肝与膈之间,向上可达膈穹隆,此为腹腔及腹膜的上界。把大网膜及小肠肠袢轻轻翻向上方,向下寻找至小骨盆上口,此为腹腔的下界,**腹膜腔**经小骨盆上口入盆腔。将腹腔、腹膜腔的境界与腹壁的境界作一比较。

(3)**观察腹膜形成的结构**

①观察网膜:将肝尽可能推向右上方,将胃牵拉向左下方,观察由肝门移行至胃小弯和十二指肠上部的**小网膜**(肝胃韧带和肝十二指肠韧带)。提起大网膜,观察**大网膜**下缘的位置和上缘的附着点,然后查看胃大弯与横结肠之间的大网膜是否形成**胃结肠韧带**。

②观察肝的韧带:上提右侧肋弓,将肝推向下方,观察矢状位的**镰状韧带**。用手指搓捻镰状韧带的游离下缘,可触摸到其内的**肝圆韧带**。将手插入肝与膈之间,将肝尽量压向下方,在肝的后上方探查,可触及肝**冠状韧带**前层。沿着冠状韧带向两侧探查,在肝左、右叶的边缘探查肝**左、右三角韧带**。

③探查胃与脾的韧带:将胃底尽量推向右侧,显露连于胃底与脾之间的**胃脾韧带**。将手插入脾和膈之间,向后探查,在脾的后外侧,可伸达脾与肾之间,指尖可触及到二者之间的**脾肾韧带**。在脾的前下端与结肠左曲间探查**脾结肠韧带**。

④观察系膜：将大网膜、横结肠及其系膜翻向上方。把小肠推向左下方，将肠系膜舒展平整，观察肠系膜的形态。将回肠末段推向左侧，提起**盲肠**，在盲肠下端找出**阑尾**，将阑尾游离端提起，观察阑尾系膜的形态、位置。将横结肠、乙状结肠分别提起，观察其系膜的形态及附着结构。

(4) **探查膈下间隙** 将手伸入肝右叶与膈之间，探查**右肝上间隙**的范围。将手伸入肝左叶与膈之间，探查**左肝上间隙**的范围，触摸左三角韧带游离缘，左肝上前间隙和左肝上后间隙在此处相交通。**右肝下间隙**位于肝右叶的下面，向上探查可达肝右叶后面与膈之间，向下通右结肠旁沟，其后份为**肝肾隐窝**（平卧时为腹膜腔最低点）。左肝下后间隙即**网膜囊**，位于胃和小网膜后方。自胃大弯下方1横指处剪开胃结肠韧带，注意不要损伤沿胃大弯走行的胃网膜左、右动脉。伸右手从切口入网膜囊内探查，向上可达胃和小网膜的后方。与此同时，左手示指可伸入肝十二指肠韧带后方的**网膜孔**，使左右手汇合。位于小网膜与腹前壁之间的间隙为左肝下前间隙。

(5) **观察结肠下区的间隙** 翻动小肠肠袢和小肠系膜根，观察位于肠系膜根部两侧的左、右肠系膜窦，前者向下可通往盆腔，后者下方有横位的回肠末段阻断。在升、降结肠的外侧，观察左、右结肠旁沟，二者均可向下通向盆腔，右结肠旁沟还可向上通膈下间隙。

(6) **观察腹前壁下份的腹膜皱襞和窝** 在腹前壁下部内侧表面，由正中向外依次可见**脐正中襞**、**脐内侧襞**和**脐外侧襞**。脐正中襞和脐内侧襞之间有膀胱上窝，脐外侧襞两侧的凹陷为腹股沟内、外侧窝。

三、结肠上区

1. 解剖胃的血管、淋巴结及神经

(1) **解剖胃左、右动脉** 在肝镰状韧带稍左侧小心切除肝左叶，尽量将肝拉向右上方以暴露小网膜，沿胃小弯的中份钝性分离小网膜，清理周围脂肪组织，找到**胃左动、静脉**及沿二者排列的胃左淋巴结。沿胃小弯至胃贲门处，继续分离胃左动脉，然后将胃小弯尽量拉向前下方，继续追踪至网膜囊后壁，找出该动脉起始处的**腹腔干**。沿胃小弯向右清理**胃右动、静脉**及沿二者排列的胃右淋巴结。从胃幽门上缘追踪胃右动脉至小网膜游离缘，找出其起始处的**肝固有动脉**。

(2) **解剖迷走神经** 仔细分离食管末端和贲门前方的浆膜，分离出**迷走神经前干**，找出由其发出的肝支及沿胃小弯分布于胃前壁的胃前支。将胃小弯拉向前下方，在食管末端和贲门后方的浆膜下，分离出**迷走神经后干**，找出由其发出的腹腔支及沿胃小弯分布于胃后壁的胃后支。

(3) **解剖胃网膜左、右动脉** 在距胃大弯中份下方约 1 cm 处,横向钝性分离大网膜前两层,找出相互吻合的**胃网膜左动脉**及**胃网膜右动脉**。向右继续追踪胃网膜右动脉直至幽门下方,找出其起始处的**胃十二指肠动脉**。注意:该动脉可能已被渗出的胆汁染成绿色,需仔细辨认。向左追踪胃网膜左动脉至其起始处的**脾动脉**。在脾门处的胃脾韧带内,解剖出由脾动脉分向胃底的**胃短动脉**,一般有 2~4 支。沿胃网膜左、右动脉观察淋巴结的分布。

2. 解剖胰、十二指肠上半部和脾的血管

(1) **解剖脾动、静脉** 将胃翻向上方,在胰上缘清理出**脾动脉**,向右追踪至其起始处的**腹腔干**。自腹腔干继续向左追踪脾动脉,注意观察沿途分出的**胰支**。切断脾动脉的胰支,将胰向下翻,找出与脾动脉伴行的**脾静脉**。向右追踪脾静脉至胰颈的后方,可见其与肠系膜上静脉汇合成**肝门静脉**。注意观察沿途可能注入脾静脉的胃左静脉和肠系膜下静脉。

(2) **解剖胃十二指肠动脉** 自腹腔干向右,找出肝总动脉,清理其发出的**胃十二指肠动脉**。该动脉行经十二指肠上部后方,在胆总管的左侧下行,发出**胃网膜右动脉**和**胰十二指肠上动脉的前、后支**。胰十二指肠上动脉的前、后支分别走行于胰头和十二指肠降部之间浅沟的前、后方。

3. 解剖肝十二指肠韧带内的结构和胆囊

(1) **解剖肝十二指肠韧带内结构** 用解剖镊纵行分离并清理肝十二指肠韧带,找出肝门静脉及其左前方的**肝固有动脉**和右前方的**胆总管**。自肝总动脉开始,向上追踪**肝固有动脉**至肝门处,可见其分为左、右支进入肝门。清理**肝门静脉**,向上追踪至肝门处(分为左、右支进入肝门)。

(2) **解剖肝外胆道与胆囊** 沿胆总管向上追踪,可见其由**肝总管**和**胆囊管**合成。观察由胆囊管、肝总管和肝脏面围成的**胆囊三角**,在此三角内寻找**胆囊动脉**并追踪其发出部位。

四、结肠下区

1. 解剖肠系膜上血管

将大网膜、横结肠翻向上方,小肠肠袢翻向左下方,确认十二指肠空肠曲,沿此曲右缘纵行划开腹膜,清理周围结缔组织后,找出经胰与十二指肠水平部之间浅出的**肠系膜上动脉**及与之伴行的**肠系膜上静脉**。向上追踪肠系膜上动脉,可见其走行于脾动脉后方,在腹腔干起点稍下方起自腹主动脉。向上追踪肠系膜上静脉至其与脾静脉汇合成肝门静脉处。用解剖镊沿肠系膜上动脉的左缘划开肠系膜的前层腹膜,小心解剖其发出的**空、回肠动脉**,并追踪动脉分支至肠管,观察空、回肠血管弓的级数及其配布。沿肠系膜上动脉右缘,自上而下,依次解剖出**中结肠动脉**、**右结肠动脉**及**回结肠动脉**,分别追查至横结肠右份、升结肠和回盲部。解剖出由回结肠动脉发出的**阑尾动脉**并观察其与阑尾系膜的关系。在十二指肠水平部与胰之间,找出向右走行的**胰十二指肠下动脉前**、**后支**,观察其与胰十二指肠上动脉的前、后支的吻合情况。

2. 解剖肠系膜下血管

将小肠肠袢翻向右侧,在十二指肠空肠曲的左侧,可见一斜向左下的纵行腹膜皱襞,划开此皱襞的表面腹膜,解剖出下方的**肠系膜下动脉**。向上追踪该动脉至其起始处的腹主动脉,向下追踪其分支**左结肠动脉**、**乙状结肠动脉**和**直肠上动脉**。在乙状结肠动脉附近找出**肠系膜下静脉**,并向上追踪,可见该静脉汇入脾静脉或肠系膜上静脉。

3. 解剖十二指肠及其周围结构

将十二指肠降部提起翻向左侧,检查其后方的**肝门静脉**、**胆总管**、**胃十二指肠动脉**等。在胰头的后方复查**肝门静脉**、**肠系膜上动脉**、**肠系膜上静脉**等。沿十二指肠降部的左侧面,追踪**胆总管**至其与**胰管**汇合处。纵行切开十二指肠降部的外侧壁,暴露十二指肠降部的后内侧壁,观察十二指肠黏膜结构,确认**十二指肠纵襞**、**十二指肠大乳头**和**十二指小乳头**的位置,用探针探查十二指肠大乳头的开口。

五、腹膜后隙

1. 解剖腹后壁的血管和淋巴结

(1)**解剖腹主动脉及其成对脏支** 将中线附近的肾前筋膜去除,显露**腹主动脉**和**下腔静脉**。在肠系膜上动脉根部下方找出**肾动脉**,追踪至**肾门**处。在肾动脉的稍上方,找出发自腹主动脉的**肾上腺中动脉**。注意观察由肾动脉发出的**肾上腺下动脉**。在**腰大肌**前面找出**睾丸(卵巢)动脉**、**静脉**,向上分别追查动脉的发出处及静脉的注入处,向下追踪至腹股沟管深环,如为女性则追踪至入小骨盆上口。

(2)**解剖腹主动脉壁支** 在膈的食管裂孔和腔静脉孔两旁,寻找**膈下动脉**及与之伴行的**膈下静脉**,追踪膈下动脉至其起始处的腹主动脉,找出其发往肾上腺的**肾上腺上动脉**。翻起腹主动脉,在肾动脉水平下方,可见起自腹主动脉后外侧壁、紧贴腰椎椎体前方横行的**腰动脉**及与之伴行的静脉,左、右共4对。

(3)**解剖髂总动脉及其分支** 将乙状结肠及其系膜翻起,可见腹主动脉的两个终支——**左**、**右髂总动脉**。在髂总动脉的夹角内,寻认上腹下丛。将神经丛推向一侧,寻找起自腹主动脉分叉处后的**骶正中动脉**。沿髂总动脉向下解剖出两侧的**髂内、外动脉**及与之伴行的静脉。在髂外动脉末端,找出其发出的**腹壁下动脉**和**旋髂深动脉**。

(4)**解剖淋巴结** 在下腔静脉和腹主动脉周围寻找腰淋巴结,在腹腔干和肠系膜上、下动脉根部周围寻找各同名淋巴结。

2. 解剖肾及其周围结构

清除腹膜后,在肾前方可见覆盖的**肾前筋膜**。用解剖镊提起肾前筋膜,在肾前面纵行切开肾前筋膜,然后用刀柄插入切口,轻轻拨动,使肾前筋膜与深面组织分离,观察其深面的**肾脂肪囊**。清除脂肪囊,暴露肾脏,在肾表面作一"U"型小切口,剥离一小块肾纤维囊,观察其与肾实质的愈着情况。在肾的上端清理出**肾上腺**,观察左、右肾上腺在形态及毗邻上的不同。再次辨认肾上腺的3条动脉,在肾上腺前面找出肾上腺静脉,追踪至其注入下腔静脉或左肾静脉处。在肾门处清理出**肾动脉、肾静脉**和**肾盂**,观察三者由前到后、由上到下的排列关系。沿肾盂向下分离出与之延续的**输尿管**,直至小骨盆上口。

3. 解剖腹腔神经丛、腰交感干、腰丛分支和腰淋巴干

(1)**解剖腹腔神经丛** 仔细清除腹腔干根部两旁的疏松结缔组织,寻找一对形状不规则、质地坚硬的**腹腔神经节**。在胸腔脊柱旁,再次辨认已解剖出的**内脏大神经**和**内脏小神经**,并追踪至腹部。用解剖镊提起内脏大神经,向上轻轻牵拉,观察与之相连的**腹腔神经节**的活动。用解剖镊向上牵拉内脏小神经,在肾动脉起始处找出与之相连的**主动脉肾节**。

(2)**解剖腰交感干** 在脊柱与腰大肌之间找出**腰交感干**,向上、下修洁两侧腰交感干。左腰交感干与腹主动脉左侧相依,其下端位于左髂总静脉的后面。右腰交感干的前面常被下腔静脉所覆盖,其下端位于右髂总静脉的后方。

(3)**解剖腰丛分支** 清理腹后壁残余的腹膜和肾筋膜后层,辨认腰椎两侧的**腰大肌**和**腰方肌**。清除髂肌、腰大肌和腰方肌表面的筋膜。在腰大肌外侧缘,自上向下辨认**肋下神经、髂腹下神经、髂腹股沟神经、股外侧皮神经**和**股神经**。在腰大肌表面寻找**生殖股神经**及其分出的股支和生殖支,分别向下追踪至腹股沟韧带和腹股沟管深环处。在腰大肌内侧缘寻找**闭孔神经**,向下追踪至盆腔上口。

(4)**解剖乳糜池及其输入淋巴干** 将腹主动脉翻向左侧,在腹主动脉后方寻找较大的淋巴干,向上追踪至第1腰椎水平,找到呈梭形囊状膨大的**乳糜池**,再向上追踪至主动脉裂孔处,找到与之相连的**胸导管**。也可沿主动脉裂孔处的胸导管向下寻认。

(梁 亮)

第五章　盆部与会阴

>>> **实验目的与要求**

□ 掌握盆部及会阴的境界和分区；掌握盆部的血管、神经和主要脏器的位置及毗邻结构；掌握盆底肌、盆膈及尿生殖膈的概念。

□ 熟悉坐骨肛门窝的境界和内容；熟悉肛区、尿生殖区的层次结构；熟悉会阴中心腱的组成。

□ 了解盆部和会阴的表面解剖。

>>> **学习要点**

一、概述

1. 境界和分区

盆部与会阴位于躯干部的下部。骨盆构成盆部的支架，其上方以骨盆上口与腹部分界，下方以骨盆下口与会阴分界。会阴是指盆膈以下封闭骨盆下口的全部软组织，围成骨盆下口的结构为会阴的周界。以两侧坐骨结节之间的假想连线，可将会阴分为前方的尿生殖区和后方的肛区。

2. 体表标志

盆部与会阴的体表标志有耻骨联合上缘、耻骨嵴、耻骨结节、耻骨弓、坐骨结节和尾骨尖。

二、盆部

盆部是由骨盆、盆壁肌、盆底肌及其筋膜共同构成的盆腔及盆腔内的脏器所组成。

1. 构成和分部

骨盆由两侧的髋骨和后方的骶、尾骨借助骨连结而成，以界线分为前上方的大骨盆（假骨盆）和后下方的小骨盆（真骨盆）。

2. 盆腔

(1) 盆壁肌和盆膈

① 盆壁肌：覆盖骨性盆壁内面的肌有闭孔内肌和梨状肌。前者位于盆侧壁前份，穿坐骨小孔至臀区。后者位于盆侧壁后份，穿坐骨大孔至臀区，进而形成梨状肌上、下孔。

② 盆膈：又称盆底，由肛提肌、尾骨肌及覆盖于两肌上、下面的盆膈上筋膜和盆膈下筋膜构成。盆膈封闭骨盆下口的大部分，仅在其前方两侧肛提肌前内缘之间留有一狭窄裂隙，称盆膈裂孔，其下方由尿生殖膈封闭。盆膈后部有肛管通过。

(2) 盆筋膜和盆筋膜间隙

① 盆筋膜：腹内筋膜向下的直接延续，覆盖在盆壁的内面、盆底和盆腔内脏器的表面，按其覆盖部位分为盆壁筋膜、盆膈上筋膜、盆膈下筋膜和盆脏筋膜。

② 盆筋膜间隙：盆壁筋膜、盆脏筋膜与覆盖盆腔的腹膜之间的疏松结缔组织构成的潜在筋膜间隙，包括位于耻骨联合与膀胱之间的耻骨后隙和位于直肠周围的直肠系膜。

3. 盆部的血管、淋巴和神经

盆部动脉主要来自髂总动脉，在骶髂关节处分为髂外动脉和髂内动脉。髂内动脉是盆内的主要动脉，其分支包括壁支（髂腰动脉、骶外侧动脉、臀上动脉、臀下动脉和闭孔动脉）和脏支（膀胱上动脉、膀胱下动脉、子宫动脉、直肠下动脉和阴部内动脉）。盆部静脉一般与同名动脉伴行。盆部淋巴结主要包括髂外淋巴结、髂内淋巴结和骶淋巴结，均注入髂总淋巴结。支配盆部的神经主要有闭孔神经、骶丛及分支和内脏神经。

4. 盆腔脏器

盆腔脏器包括泌尿器、生殖器以及消化管的盆内部分。其中，前方为膀胱及尿道，后方为直肠，两者之间为生殖器（男性为输精管、精囊腺及前列腺，女性为卵巢、输卵管、子宫及阴道）。男性盆腔腹膜在膀胱和直肠之间形成直肠膀胱陷凹；女性盆腔腹膜在膀胱与子宫之间形成膀胱子宫陷凹，在子宫与直肠之间形成直肠子宫陷凹（Douglas 腔）。

三、会阴

1. 境界、分区和层次

(1) 境界和分区　会阴境界略呈菱形，前为耻骨联合下缘及耻骨弓状韧带，两侧为耻骨弓、坐骨结节和骶结节韧带，后为尾骨尖。坐骨结节之间的连线将会阴分为尿生殖区和肛区。

(2) 层次　尿生殖区(尿生殖三角)皮肤有阴毛,富含汗腺及皮脂腺。此区浅筋膜脂肪少,呈膜状,称会阴浅筋膜。深筋膜分为两层——浅层的尿生殖膈下筋膜(会阴膜)和深层的尿生殖膈上筋膜。会阴肌包括浅、深两层,浅层的有会阴浅横肌、坐骨海绵体肌及球海绵体肌,深层的有会阴深横肌及尿道膜部括约肌(女性为尿道阴道括约肌)。尿生殖区内,男性有尿道通过,女性有尿道及阴道通过。肛区(肛门三角)位于广义会阴的后部,其表面皮肤下有肛管和坐骨肛门窝。

2. 重要局部结构

(1) **坐骨肛门窝**　也称坐骨直肠窝,左、右各一,位于坐骨结节与肛管之间,呈楔形腔隙,尖向上,底朝下。窝的内侧壁为肛门外括约肌、肛提肌、尾骨肌及盆膈下筋膜,外侧壁为坐骨结节、闭孔内肌及其筋膜,前界为尿生殖膈后缘,后界为臀大肌下缘和骶结节韧带,顶为盆膈下筋膜与闭孔内肌筋膜汇合处,底为皮肤和浅筋膜。窝内充填大量脂肪组织(坐骨肛门窝脂体),从上到下依次有阴部内静脉、阴部内动脉及阴部神经经过。

(2) **会阴浅隙**　位于会阴浅筋膜与尿生殖膈下筋膜之间。此隙向前开放,其内除有会阴肌浅层、会阴神经、会阴血管及其分支外,男性还有阴茎脚、尿道球及其内的尿道,女性还有尿道、阴道下部、阴蒂脚、前庭球以及前庭大腺。

(3) **会阴深隙**　位于尿生殖膈上、下筋膜之间。此隙封闭,其内除会阴肌深层、阴茎(蒂)血管及神经外,男性还有尿道膜部和尿道球腺;女性还有尿道及阴道下部。

实验教具

□标本:骨盆连结标本,显示男、女性盆腔器官、血管和神经的标本,显示盆底肌的标本,剥去盆底腹膜的女性盆腔标本,整尸操作标本。

□模型:男、女性盆腔矢状位模型,男、女性会阴(示盆膈下结构)模型。

□操作器械:手术刀柄、刀片、解剖镊、解剖剪等。

实验操作指导

一、盆部

1. 观察体表标志与大、小骨盆

尸体取仰卧位,摸认骶岬、弓状线、耻骨梳、耻骨结节、耻骨联合、耻骨下支、坐骨支、坐骨结节、骶结节韧带和尾骨尖。结合骨盆连结标本,自后向前摸认大、小骨盆之间的**界线**(由骶岬、弓状线、耻骨梳、耻骨结节和耻骨联合上缘的连线构成)。界线以上为**大骨盆**,界线以下为**小骨盆**。

2. 观察盆壁肌和盆膈

在显示盆底肌的标本上观察覆盖盆腔各壁的**盆筋膜**以及在耻骨联合后面与坐骨棘之间增厚的**盆筋膜腱弓**，位于盆侧壁前份和后份的**闭孔内肌**和**梨状肌**，盆底的**肛提肌**、**尾骨肌**和覆盖于上述诸肌上、下面的**盆膈上筋膜**和**盆膈下筋膜**。

3. 观察男性盆腔内脏器与腹膜

(1) **男性盆腔腹膜概观**　在未掀开盆部腹膜以前，可见腹前外侧壁腹膜进入骨盆后，移行于膀胱前壁，向上转至其后壁，被覆精囊腺上份及输精管壶腹，然后反折向上移行于直肠，向两侧与盆侧壁的腹膜壁层相连。在膀胱与直肠之间的腹膜移行形成一陷凹称**直肠膀胱陷凹**，两侧为**直肠膀胱襞**，绕直肠两侧达骶骨前面。直肠膀胱襞深面为**直肠膀胱韧带**。

(2) **观察男性盆腔脏器**　小心剥离盆腔侧壁的腹膜至盆腔脏器，可见**膀胱**位于盆腔前部，紧贴耻骨联合后面，分为尖、体、底、颈 4 部。膀胱尖向上延续为**脐正中韧带**。提起膀胱尖并拉向后方，用手指或刀柄插入膀胱和耻骨联合后面之间，探查**耻骨后隙**。此间隙的底为耻骨前列腺韧带，两侧为膀胱侧韧带。剔除膀胱周围残存的腹膜和结缔组织（注意保留膀胱的血管），观察膀胱的形态。**输精管壶腹**和**精囊**紧贴膀胱后面，**前列腺**位于膀胱下方。从膀胱底清理**输尿管盆部**至髂血管前方，观察其走行。由输精管壶腹逆行追踪，越过输尿管的前上方，至腹股沟管腹环处，观察两者之间的位置关系。**直肠**位于盆腔后部、骶骨前面，上续乙状结肠，下接肛管。观察位于直肠周围的疏松结缔组织（即直肠系膜），探查位于直肠系膜内的直肠上血管、淋巴管和淋巴结。

4. 观察女性盆腔内脏器与腹膜

(1) **女性盆腔腹膜概观**　女性盆腔腹膜覆盖膀胱、直肠和乙状结肠的情况与男性相似，经膀胱上面至膀胱底上缘后折返向上，覆盖于子宫体的前面、子宫底和子宫体后面，达阴道后穹和阴道上部的后面，再转向后上至直肠中段前面。腹膜在膀胱和子宫之间形成**膀胱子宫陷凹**，在直肠与子宫之间形成**直肠子宫陷凹**（Douglas 腔），两侧有**直肠子宫襞**，内为**骶子宫韧带**。子宫前、后壁的腹膜在其两侧缘汇合成双层腹膜皱襞，向两侧延至骨盆侧壁，形成**子宫阔韧带**。

(2) **观察女性盆腔脏器**　小心剥离盆腔侧壁的腹膜至盆腔脏器，暴露整个盆腔内景，可见膀胱和尿道位于盆腔前部，直肠位于盆腔后部。在直肠与膀胱间观察**子宫**，可见其呈轻度前倾、前屈位，分为**子宫底、体、峡、颈** 4 部。子宫颈下段突入阴道内，两者共同形成环形的**阴道穹**。在子宫两侧可见子宫阔韧带，其上缘为韧带游离缘，内有**输卵管**。输卵管外端扩大，呈漏斗状，开口与腹膜腔相通称**输卵管腹腔口**，漏斗内侧一段较粗的为**输卵管壶腹**，再向内侧移行于较细的**输卵管峡**，随后在子宫底两侧穿子宫壁开口于子宫腔,其位于子宫壁内的一段称**输卵管子宫部**。在子宫阔韧带后层内可见腹膜包裹的**卵巢**,其上端有连于盆侧壁的**卵巢悬韧带**,内含卵巢血管。子宫阔韧带前层的表面可见**子宫圆韧带**,起自子宫输卵管交角处,行至腹股沟管内口(腹环)。在剥去盆底腹膜的标本上,子宫颈两侧可见向后外侧延伸至盆侧壁的**子宫主韧带**。在直肠子宫陷凹两侧的直肠子宫襞深面可见骶子宫韧带。在子宫颈外侧,子宫主韧带上方可见跨越输尿管盆部上方的子宫动脉,在子宫侧缘迂曲上行。

5. 解剖盆部的主要血管

(1)**解剖直肠上、下血管** 在左髂窝处将乙状结肠牵向左侧,沿乙状结肠系膜右侧缘剥离腹膜,找出肠系膜下动脉,向下追踪**直肠上动脉**入盆腔。直肠上动脉和静脉经直肠后方的直肠系膜达直肠壁。在直肠两侧继续清除直肠系膜达盆膈上表面,试着寻找横穿直肠系膜筋膜和直肠系膜的**直肠下血管**。将直肠推向前,沿正中线切开骶前筋膜,寻找**骶正中动脉、骶外侧静脉和骶静脉丛**。

(2)**解剖男性盆部血管** 从骶髂关节前方向下清理**髂内动脉**至坐骨大孔上缘,辨认其前、后干及分支。前干为胚胎时期的**脐动脉**,其远侧段闭塞形成脐内侧韧带。前干的壁支有**闭孔动脉**和**臀下动脉**,脏支有**膀胱下动脉**、**直肠下动脉**和**阴部内动脉**等。后干的分支均为壁支,有**臀上动脉**、**髂腰动脉**和**骶外侧动脉**等。修洁前、后干及其分支,观察与之伴行的静脉。修洁脏支时应一直追踪至所分布的脏器。

(3)**解剖女性盆部血管** 在子宫阔韧带后层腹膜处找到卵巢和卵巢悬韧带。确认腹部已剖出的**卵巢动脉**,并向下追踪直至卵巢悬韧带和卵巢。在子宫颈外侧切开子宫阔韧带,找出**子宫动脉**,观察其与输尿管的交叉关系。修洁子宫动脉至其发起处,追踪子宫动脉在子宫侧缘的分支。女性盆部其余动脉的解剖可参考男性盆部血管的解剖内容。

6. 剖查盆部神经

在腹后壁腰大肌的内侧缘深面,沿腰骶干向下,剖出位于梨状肌前方、髂血管深面的**骶丛**,清理**骶丛**表面的结缔组织,观察其全貌。在第5腰椎体前方中线附近分离出自腹主动脉丛向下延续而成的**上腹下丛**,其向下延至直肠两侧续于**盆丛**(下腹下丛)。在骶前孔内侧寻找**骶交感干**,向下追寻连接两侧骶交感干位于尾骨前方的**奇神经节**。在腰大肌内侧缘找出**闭孔神经**,追踪至闭膜管,可见闭孔神经经髂总动脉后方进入盆腔,沿盆侧壁行于输尿管外侧,在同名血管上方向前穿闭膜管至股部。

二、会阴

1. 皮肤切口

尸体取仰卧位,屈髋、屈膝,悬吊下肢使之分向两边。依次作以下切口:

(1) **纵切口** 自尾骨尖向前沿正中线作一切口,环绕肛门和阴囊(小阴唇)达耻骨联合下缘。

(2) **横切口** 沿坐骨结节连线作一横切口。

上述诸切口均应浅切。将皮肤翻向耻骨联合前面,注意不能过厚,避免切断浅层的血管和神经。

2. 解剖肛区(肛门三角)

分离清除肛门周围至坐骨结节内侧(即坐骨肛门窝内)的脂肪结缔组织(向前勿超过尿生殖区后缘),暴露**肛门外括约肌**及其后方的**肛尾韧带**,注意避免损伤横过此窝的肛血管和肛神经。清查围绕肛管下段的肛门外括约肌,辨认此肌的皮下部、浅部和深部。在坐骨结节内侧 3~4 cm 处,坐骨肛门窝外侧壁,沿前后方向纵行切开阴部管,显露其中的**阴部内血管**和**阴部神经**。切断骶结节韧带下端,向上翻起,向后追踪上述血管和神经至坐骨小孔,向前追踪至尿生殖膈后缘,可见其发出的**会阴血管**、**肛血管**、**会阴神经**和**肛神经**。清除坐骨肛门窝内所有脂肪结缔组织,保留会阴浅横肌及会阴深横肌后面的筋膜,修洁坐骨肛门窝内、外侧壁,注意观察覆盖于肛提肌和闭孔内肌的筋膜,确认坐骨肛门窝各壁及顶。

3. 解剖男性尿生殖区(尿生殖三角)

沿阴囊缝纵行切开阴囊皮肤,翻起皮肤可见深面的**肉膜**,切开肉膜,用手指向内探查阴囊中隔,向后探查与会阴浅隙交通情况。从阴囊根部向坐骨结节切开会阴浅筋膜,将肉膜和会阴浅筋膜翻向外侧,向两侧和后方探查**会阴浅隙**的范围。会阴浅隙向前开放,通向阴囊、阴茎和腹前外侧壁。

剥去会阴浅筋膜,敞开会阴浅隙,在坐骨结节内侧找出从后向前行至阴囊后部的**会阴血管**和**会阴神经**。清除会阴浅隙内结缔组织,解剖会阴浅隙内的 3 对肌:两侧覆盖阴茎脚的**坐骨海绵体肌**、正中线上的**球海绵体肌**和尿生殖三角后缘处的**会阴浅横肌**。从中线切开坐骨海绵体肌和球海绵体肌,翻向外侧,暴露其深面的**阴茎脚**和**尿道球**。沿耻骨弓剥离右侧的坐骨海绵体,显露深面的尿生殖膈下筋膜。翻起坐骨海绵体时注意观察自深面进入的**阴茎深动脉**。

切开尿生殖膈下筋膜并翻向前,可见围绕尿道膜部周围的**尿道括约肌**和其后面的**会阴深横肌**。在会阴深横肌外侧缘,坐骨支附近寻找**阴茎背动脉**和**阴茎背神经**。清除部分会阴深横肌,显露埋藏于其内的**尿道球腺**。

4. 解剖女性尿生殖区（尿生殖三角）

按皮肤切口切开会阴浅筋膜，显露会阴浅隙，在坐骨结节内侧找出从后向前行至阴唇后部的**会阴血管**和**会阴神经**。显露覆盖两侧的坐骨海绵体肌、阴道两侧的球海绵体肌和后方的会阴浅横肌。剥离坐骨海绵体肌和球海绵体肌，暴露其深面的**阴蒂脚**和**前庭球**，在前庭球后端附近寻找**前庭大腺**。沿右侧耻骨弓剥离阴蒂脚，显露深面的尿生殖膈下筋膜。切开尿生殖膈下筋膜并翻向前，暴露会阴肌深层，包括前份的**尿道阴道括约肌**和后份的**会阴深横肌**。在会阴深横肌外侧缘，坐骨支附近寻找**阴蒂背动脉**及**阴蒂背神经**。

（方　萌）

第六章 脊柱区

实验目的与要求

□ 掌握脊柱区的境界与分区；掌握脊柱区浅、深层主要肌肉及主要血管与神经的配布；掌握听诊三角和腰上三角的位置、境界及内容；掌握椎管的组成及脊髓的被膜和脊膜腔的构成。

□ 熟悉胸腰筋膜的构成；熟悉枕下三角和腰下三角的位置、境界及内容。

□ 了解脊柱区的体表标志；了解脊柱的组成；了解脊柱区的浅层结构。

学习要点

一、概述

1. 境界和分区

脊柱区又称背部，是指脊柱及其后方和两侧软组织所组成的区域；上界为枕外隆凸和上项线，下界为尾骨尖，两侧界自上而下依次为斜方肌前缘、三角肌后缘上份、腋后襞、腋后线、髂嵴后份、髂后上棘至尾骨尖的连线。脊柱区自上而下可分为4个部分。

(1) 项区 上界为脊柱区上界，下界为第7颈椎棘突至两侧肩峰的连线。

(2) 胸背区 上界为项区下界，下界为第12胸椎棘突、第12肋下缘至第11肋前份的连线。

(3) 腰区 上界为胸背区下界，下界为两侧髂嵴后份及两侧髂后上棘的连线。

(4) 骶尾区 两侧髂后上棘与尾骨尖三点间所围成的三角区。

2. 体表标志

脊柱区的体表标志有枕外隆凸、上项线、第7颈椎棘突、胸椎棘突、腰椎棘突、骶正中嵴、骶管裂孔、骶角、骶外侧嵴、尾骨尖、肩胛冈、肩峰、肩胛骨下角、第12肋、髂嵴、髂后上棘、竖脊肌和脊肋角(肾区)。

二、浅层结构

脊柱区皮肤厚而致密,移动性小。浅筋膜含较多脂肪;其中,项区上部的浅筋膜含较多纤维,尤为坚韧。皮神经均来自脊神经后支,包括枕大神经、臀上皮神经及臀中皮神经等。浅动脉、浅静脉与相应皮神经伴行。

三、深层结构

1. 深筋膜

脊柱区深筋膜分浅、深两层。浅层包裹斜方肌和背阔肌,项区部分参与形成封套筋膜。深层覆盖、包裹背深部肌,其在第12肋与髂嵴之间的增厚部分称为胸腰筋膜。

2. 肌层

脊柱区肌层可分4层,第1层为斜方肌、背阔肌和腹外斜肌后部;第2层为夹肌、肩胛提肌、菱形肌、上后锯肌、下后锯肌和腹内斜肌后部;第3层为竖脊肌和腹横肌后部;第4层为椎枕肌、腰方肌、腰大肌以及脊柱两侧的诸短肌。

3. 深部血管和神经

项区由枕动脉、肩胛背动脉和椎动脉等供血;胸背区由肋间后动脉、胸背动脉和肩胛背动脉等供血;腰区由腰动脉和肋下动脉等供血;骶尾区由臀上、下动脉等供血。深部静脉与动脉伴行。项区的静脉汇入椎静脉、颈内静脉或锁骨下静脉;胸背区主要汇入奇静脉;腰区汇入下腔静脉;骶尾区汇入髂内静脉。神经主要来自31对脊神经的后支、副神经、胸背神经和肩胛背神经。

4. 重要局部结构

(1)枕下三角 位于枕下、项区上部的深层;内上界为头后大直肌,外上界为头上斜肌,外下界为头下斜肌,底为寰枕后膜和寰椎后弓,浅面借致密结缔组织与夹肌和半棘肌相贴;内有枕大神经走行并有枕下神经和椎动脉经过。

(2)听诊三角 位于肩胛骨下角内侧;内上界为斜方肌外下缘,外侧界为肩胛骨脊柱缘,下界为背阔肌上缘,底为脂肪组织、深筋膜和第6肋间隙。

(3)腰上三角 位于背阔肌深面;内侧界为竖脊肌外侧缘,外下界为腹内斜肌后缘,上界为第12肋,底为腹横肌起始部的腱膜,腱膜深面自上而下有肋下神经、髂腹下神经和髂腹股沟神经,前方有肾和腰方肌。肾手术的腹膜外入路必经此三角。

(4)腰下三角 位于腰上三角外下方,由髂嵴、腹外斜肌后缘和背阔肌前下缘围成,底为腹内斜肌。

四、脊柱及椎管内容物

1. 脊柱与椎管

脊柱位于躯干后部中央,由 24 块椎骨、1 块骶骨及 1 块尾骨借椎间盘、椎间关节及韧带连结而成。椎管由椎骨的椎孔和骶骨的骶管连结形成,上借枕骨大孔与颅腔相通,下达骶管裂孔,其内容纳脊髓及其被膜、脊神经根、血管及结缔组织等。

2. 脊髓

脊髓位于椎管中,其表面由外向内覆有硬脊膜、脊髓蛛网膜和软脊膜。各层膜间及硬脊膜与椎管骨膜间均存在腔隙,由外向内依次为硬膜外隙、硬膜下隙和蛛网膜下隙。脊髓的动脉来自于椎动脉发出的脊髓前、后动脉以及起自节段性动脉的根动脉。静脉与同名动脉相伴行,汇入椎内静脉丛。

3. 重要局部结构

(1) 硬膜外隙　位于椎管骨膜与硬脊膜之间的窄隙,其内含有脂肪组织、椎内静脉丛和淋巴管等,并有脊神经根及其伴行血管通过,呈负压。

(2) 蛛网膜下隙　位于脊髓蛛网膜与软脊膜之间,腔内充满脑脊液。

(3) 终池　由蛛网膜下隙在第 1 腰椎至第 2 骶椎高度扩大形成,池内有腰、骶神经根构成的马尾和软脊膜向下延伸形成的终丝。

实验教具

□标本:显示背部浅层肌肉及皮神经的标本,背肌标本,显示脊髓、脊神经根、被膜与马尾的脊柱(椎弓切除)标本,整尸操作标本等。

□模型:椎管及其内容物模型,脊髓与被膜模型。

□操作器械:手术刀柄、刀片、穿刺针、解剖镊、解剖剪、钢锯、咬骨钳等。

实验操作指导

一、层次解剖

在尸体上模拟腰椎穿刺:将穿刺针自第 4 与第 5 腰椎棘突间刺入,进针缓慢以体会进针感。穿刺针依次经过皮肤、浅筋膜、深筋膜、棘上韧带、棘间韧带、黄韧带,进入椎管,再经硬脊膜和蛛网膜进入蛛网膜下隙。穿刺针穿通黄韧带和硬脊膜时,有明显突破感。活体穿刺时,穿刺针进入蛛网膜下隙会有脑脊液流出(需注意活体常采取弯腰侧卧位)。

1. 皮肤切口

尸体取俯卧位,颈下垫以木枕,或移动尸体使头部垂于解剖台边。

依次作以下切口。

(1) **后正中线切口**　自枕外隆凸沿后正中线向下切至尾骨尖。

(2) **枕部横切口**　自枕外隆凸沿上项线向外侧切至乳突。

(3) **肩部横切口**　自第7颈椎棘突向外侧切至肩峰,再垂直向下切至臂部中份三角肌止点处,然后向内侧环切臂部后方直至臂内侧缘。

(4) **背部横切口**　自第12胸椎棘突向外侧切至腋后线。

(5) **髂嵴弓形切口**　自后正中线切口下端向外上方沿髂嵴呈弓形切至腋后线。

注意:髂嵴弓形切口要浅,切勿损伤跨髂嵴行于臀部的臀上皮神经。沿后正中线切口将两侧皮肤由内向外翻开,显露浅筋膜,上片剥离至斜方肌前缘,中、下片剥离至腋后线。

2. 解剖浅筋膜

在棘突两侧的浅筋膜内,注意寻认皮神经及与之伴行的浅血管,找出1~2支并追踪其浅出部位及分布情况。

① 项区的皮神经:来自颈神经后支,其中**枕大神经**较粗大,为第2颈神经的皮支,可在上项线下方、斜方肌起点处(枕外隆凸外侧2~3 cm处)寻认其浅出处,枕大神经伴**枕动脉**分支上行,分布至枕部皮肤。

② 胸神经:背上部的胸神经后支在靠近棘突处浅出,背下部的胸神经后支多在肋角附近穿出;其中,第2胸神经后支的皮支最长,可平肩胛冈横面寻认。

③ 臀上皮神经:第1~3腰神经后支的外侧支,行经腰部,穿胸腰筋膜浅出,越髂嵴分布至臀上部皮肤;其浅出处较集中,位于竖脊肌外侧缘2 cm范围内。

④ 臀中皮神经:来自第1~3骶神经后支,在髂后上棘与尾骨尖连线的中1/3段浅出,分布于臀内侧部皮肤。

脊柱区皮神经均为脊神经后支的分支,分别与枕动脉、颈浅动脉、肋间后动脉、肋下动脉及腰动脉的分支伴行。

3. 清除浅筋膜,暴露深筋膜

4. 解剖脊柱区浅层肌

(1) **解剖斜方肌和背阔肌**　沿肌纤维方向清除**斜方肌**和**背阔肌**表面的深筋膜并修洁之,观察两肌的形态、纤维方向及附着情况,并理解其作用。在腰部外侧、背阔肌前方,修洁出**腹外斜肌**的后缘。

(2) **观察听诊三角和腰下三角**　在斜方肌外下缘、背阔肌上缘与肩胛骨脊柱缘之间找到**听诊三角**;在背阔肌外下缘、髂嵴和腹外斜肌后缘之间找到**腰下三角**,证实其深面为腹内斜肌。

(3) **翻起斜方肌和背阔肌**　用刀柄沿斜方肌下缘紧贴肌深面钝性分离该肌至

胸椎棘突,在距棘突外侧约 3 cm 处将其垂直切断(需注意斜方肌靠后正中线的部分较薄,刀口要浅)并向外侧翻起,切断其终止于肩胛冈上的纤维,将肌肉翻至肩峰处。在斜方肌前缘深面找出**副神经**及与之伴行的**颈横动脉浅支**(升支)。用同样的方法游离**背阔肌**(自外下缘向内上方向),并沿其在胸腰筋膜后层上的起点(即该肌的肌性部与腱膜部移行线)切断,向外上方翻起,在肩胛骨下角附近寻找分布至此肌深面的**胸背神经**和**胸背动、静脉**。

5. 解剖脊柱区中层肌

(1)**解剖上、下后锯肌** 在肩胛骨上方和内侧修洁**肩胛提肌**和**菱形肌**,沿后正中线外侧 1 cm 处切断菱形肌,向外下方翻开,显露出位于棘突和第 2~5 肋之间的**上后锯肌**。在肩胛提肌和菱形肌深面寻认**肩胛背神经和血管**。沿后正中线外侧 1 cm 处切断上后锯肌并翻向外侧。在胸背区和腰区移行处修洁**下后锯肌**(此肌甚薄),沿背阔肌切断线切开下后锯肌并翻向外侧。

(2)**观察腰上三角** 腰上三角由第 12 肋、竖脊肌外侧缘和腹内斜肌后缘围成。有时下后锯肌下缘也参与围成,此时呈四边形。

6. 解剖脊柱区深层肌

(1)**解剖夹肌** 修洁夹肌、竖脊肌表面筋膜,颈、胸区筋膜清除后即可观察夹肌的起止点。注意:此层筋膜在颈区和胸区比较薄弱,且与斜方肌深面的筋膜融合;在腰区则特别增厚,被称为**胸腰筋膜后层**。

(2)**解剖胸腰筋膜** 在近椎骨棘突处纵行切开胸腰筋膜后层,并将其翻向外侧,显露竖脊肌,将竖脊肌向内侧牵拉,观察深面的**胸腰筋膜中层**,理解**竖脊肌鞘**的组成。

(3)**解剖竖脊肌** 小心钝性分离竖脊肌的 3 列纤维,将各部肌束自棘突、横突和肋角剥离,翻向下,观察位于椎骨横突与棘突间的**横突棘肌**。

(4)**解剖枕下三角** 在项区与胸背区移行处,沿后正中线外侧切断**夹肌**起点,翻向外上方,再将深面的**半棘肌**自枕骨附着处切断,翻向下方。清理并观察**枕下三角**,其内上界为**头后大直肌**,外上界为**头上斜肌**,外下界为**头下斜肌**。三角内有横行的**枕动脉**,下缘有**枕下神经**穿出,支配枕下肌。

二、三角肌区和肩胛区

1. 解剖三角肌

修洁三角肌后部,观察其起止和纤维方向。将臂部外展以使三角肌放松,将手指自其后缘插入,游离该肌与其深部结构,然后沿肩胛冈和肩峰切断三角肌后部纤维并翻向外侧,查看穿经四边孔分布至此肌的**腋神经**和**旋肱后动、静脉**。

2. 解剖冈上肌、冈下肌、大圆肌和小圆肌

修洁冈上窝内的**冈上肌**、冈下窝内的**冈下肌**、附着在肩胛骨下角和外侧缘背面的**大圆肌**和**小圆肌**，以及肱三头肌长头和背阔肌靠近止点的一段。在肩关节内侧切断冈上、下肌，翻向其起点，翻起时注意勿伤及深面的肩胛上动脉、肩胛上神经以及穿三边孔至冈下窝的**旋肩胛动脉**。**肩胛上动脉**在肩胛横韧带上方跨入冈上窝；**肩胛上神经**从韧带下方入冈上窝，继而绕过肩胛冈外侧缘进入冈下窝。在大、小圆肌之间找到**肱三头肌长头**，查看**三边孔**和**四边孔**的边界及由孔穿出的结构。

三、椎管

1. 打开椎管

垫高尸体腹部。清除所有附着于各椎骨和骶骨背面的肌，保留部分脊神经后支，以便稍后观察其与脊髓和脊神经的关系。自各椎骨关节突和骶中间嵴的内侧纵行锯断椎弓板，再从上、下两端横行凿断椎管后壁并将其掀起，观察其内面位于椎弓板之间的**黄韧带**。

2. 观察椎管内容物

椎管壁与硬脊膜间为**硬膜外隙**，小心清除其内脂肪和椎内静脉丛，注意有无纤维隔存在。沿中线纵行剪开硬脊膜，注意观察硬脊膜和蛛网膜之间潜在的**硬膜下隙**。提起并小心剪开蛛网膜，打开**蛛网膜下隙**及其下端的**终池**。观察**脊髓**、**脊髓圆锥**、**终丝**和**马尾**等结构，脊髓表面紧贴有**软脊膜**，具有丰富的血管，寻认在脊髓两侧由软脊膜形成的**齿状韧带**，理解其作用和临床意义。

最后，用咬骨钳咬除数个椎间孔后壁的骨质，辨认**椎间盘**、**后纵韧带**、**脊神经节**、**脊神经根**、**脊神经**及其前、后支等结构，理解可致脊神经受压的因素。

（苏彦艳）

第七章 上 肢

>>> **实验目的与要求**

□ 掌握上肢及各部的境界和分区;掌握腋窝、肌腱袖、肱骨肌管、肘窝、前臂屈肌后间隙、腕管、鼻烟窝、鱼际间隙、掌中间隙、指背间隙及指髓间隙的位置、境界和内容。

□ 熟悉肩部、臂部、前臂部的层次结构。

□ 了解上肢的表面解剖;了解肘、腕、手部的层次结构。

>>> **学习要点**

一、概述

1. 境界和分区

上肢通过肩部与颈、胸和背部相接。其中,与颈部的界线为锁骨上缘外1/3和肩峰至第7颈椎棘突的连线,与胸、背部的界线为三角肌前、后缘上份与腋前、后襞下缘中点的连线。上肢分为肩、臂、肘、前臂、腕和手6部,每部均可分为若干区。

2. 体表标志

上肢的体表标志有肩峰、肩胛冈、喙突、锁骨、肱骨大结节、腋前襞、腋后襞、肱二头肌、三角肌粗隆、肱骨内上髁、肱骨外上髁、桡骨头、尺骨鹰嘴、桡骨茎突、尺骨茎突、腕近侧纹、腕中纹、腕远侧纹、鱼际、小鱼际和掌心。

二、肩部

1. 境界和层次

(1)境界 肩部分为腋区、三角肌区和肩胛区。腋区位于肩关节下方、臂上段与胸前外侧壁上部之间,其深面的四棱锥体形腔隙为腋窝。三角肌区为三角肌所在的区域。肩胛区为肩胛骨后面的区域。

(2)层次 三角肌区和肩胛区的皮肤较厚；浅筋膜内主要有臂外侧上皮神经和颈丛的锁骨上神经；深筋膜致密；位于深筋膜深面的上肢带肌主要有三角肌、冈上肌、冈下肌、小圆肌和大圆肌。

2. 重要局部结构

(1)腋窝 腋窝位于肩关节下方，是臂上段与胸前外侧壁上部之间的四棱锥体形的腔隙，有一尖、一底、四壁。腋窝内容物包括臂丛锁骨下部及其分支、腋动脉及其分支、腋静脉及其属支、腋淋巴结和疏松结缔组织。

①尖：朝上，为腋窝上口，呈三角形，由第1肋、锁骨中1/3段、肩胛骨上缘围成。

②底：朝下，由皮肤、浅筋膜和腋筋膜所封闭。

③前壁：由胸大肌、胸小肌、锁骨下肌和锁胸筋膜构成。锁胸筋膜是位于锁骨下肌、胸小肌和喙突之间的胸部深筋膜，有头静脉、胸肩峰血管和胸外侧神经通过构成。

④内侧壁：由前锯肌、上4位肋骨及肋间肌构成。

⑤外侧壁：由喙肱肌、肱二头肌和肱骨结节间沟构成。

⑥后壁：由肩胛下肌、大圆肌、背阔肌和肩胛骨构成，其上有三边孔和四边孔。

三边孔：上界为小圆肌和肩胛下肌，下界为大圆肌，外侧界为肱三头肌长头，有旋肩胛血管穿行。

四边孔：上界为小圆肌和肩胛下肌，下界为大圆肌，内侧界为肱三头肌长头，外侧界为肱骨外科颈，其内有腋神经和旋肱后血管穿行。

(2)肌腱袖 又称肩袖，是冈上肌、冈下肌、小圆肌和肩胛下肌的肌腱连成的腱板，围绕肩关节的上、后和前方，并与肩关节囊愈着，对肩关节起稳定作用。当肩关节扭伤或脱位时，可致肌腱袖撕裂或肱骨大结节骨折等。

三、臂部

1. 境界、分区和层次

(1)境界和分区 上续肩部、下连肘部，被肱骨和臂内、外侧肌间隔分为臂前区和臂后区。

(2)层次 皮肤前区较薄，后区较厚；浅筋膜内有头静脉、贵要静脉、臂内侧皮神经、前臂内侧皮神经等；深筋膜为臂筋膜，可形成臂内、外侧肌间隔；臂前区有臂肌前群(肱二头肌、肱肌和喙肱肌)，臂后区有臂肌后群(肱三头肌)。

2. 重要局部结构

(1)臂骨筋膜鞘 臂筋膜发出臂内侧、外侧2个肌间隔，与肱骨及臂筋膜共同形成2个臂骨筋膜鞘,容纳相应的肌群、血管及神经。臂前骨筋膜鞘包绕臂肌前群、肱动脉、肱静脉、正中神经及桡、尺神经的上段等;臂后骨筋膜鞘包绕肱三头肌、肱深血管及桡神经等。

(2)肱骨肌管　肱骨肌管又称桡神经管。由肱三头肌3个头(内、外侧头与长头)与肱骨桡神经沟共同围成的一个自内上向外下旋转的管道,管内有桡神经和肱深血管通过。

四、肘部

1. 境界和分区和层次

(1)境界和分区　肘部界于臂与前臂之间,以经过肱骨内、外上髁之间的虚拟冠状面分为肘前区和肘后区。

(2)层次　皮肤前区较薄,后区较厚;浅筋膜内有头静脉、贵要静脉、肘正中静脉、前臂外侧皮神经、前臂内侧皮神经及肘浅淋巴结等;深筋膜形成肱二头肌腱膜。

2. 重要局部结构

肘窝为肘前区略呈三角形的凹陷,尖指向远侧,底位于近侧。肘窝顶由浅入深依次为皮肤、浅筋膜、深筋膜和肱二头肌腱膜;底为肱肌、旋后肌和肘关节囊;上界为肱骨内、外上髁的连线;下外界为肱桡肌;下内界为旋前圆肌。肘窝内容物由桡侧向尺侧依次为桡神经、肱二头肌腱、肱动脉及与之伴行的两条肱静脉和正中神经。肘深淋巴结位于肱动脉分叉处。

五、前臂部

1. 境界、分区和层次

(1)境界和分区　前臂介于肘部和手部之间,分为前臂前区和前臂后区。

(2)层次　前臂前区皮肤较薄、移动性大;前臂后区稍厚、移动度小。浅筋膜内有头静脉及与之伴行的前臂外侧皮神经、贵要静脉及与之伴行的前臂内侧皮神经等。前臂前区深筋膜较薄,远侧在腕部增厚形成腕掌侧韧带和屈肌支持带(腕横韧带);前臂后区深筋膜较致密,在腕背侧增厚形成腕背侧韧带。前臂肌前群分4层,第1层自桡侧向尺侧依次为肱桡肌、旋前圆肌、桡侧腕屈肌、掌长肌和尺侧腕屈肌,第2层为指浅屈肌,第3层外侧为拇长屈肌和内侧为指深屈肌,第4层为旋前方肌。前臂肌后群有2层,浅层自桡侧向尺侧为桡侧腕长伸肌、桡侧腕短伸肌、指伸肌、小指伸肌和尺侧腕伸肌,深层旋后肌位于上外侧,其余4肌由桡侧向尺侧依次为拇长展肌、拇短伸肌、拇长伸肌和示指伸肌。

2. 重要局部结构

(1) 前臂骨筋膜鞘　前臂前区深筋膜在尺、桡骨两侧深入前、后肌群间形成内、外侧肌间隔，与深筋膜、尺、桡骨骨膜及骨间膜共同围成前、后骨筋膜鞘。前臂前骨筋膜鞘容纳前臂肌前群，桡、尺侧血管神经束，骨间前血管神经束和正中神经等；前臂后骨筋膜鞘包绕前臂肌后群及骨间后血管、神经等。

(2) 前臂屈肌后间隙　位于前臂远侧 1/4 段的潜在性间隙，在指深屈肌腱、拇长屈肌腱与旋前方肌之间，其内侧界为尺侧腕屈肌和前臂筋膜，外侧界为桡侧腕屈肌和前臂筋膜。此间隙向远侧经腕管与手掌的掌中间隙相通。

六、腕部与手部

1. 境界、分区和层次

(1) 境界和分区　腕部上界为尺、桡骨茎突近侧基部的环线，下界相当于屈肌支持带的下缘水平，即拇指掌骨底平面，分为腕前区和腕后区。手位于腕的远侧，分为手掌、手背和手指 3 部分。

(2) 层次　腕前区皮肤薄，腕后区皮肤厚，手掌面皮肤厚而坚韧，手背面皮肤薄而松弛。浅筋膜内有手背静脉网及头静脉、贵要静脉起始部及与之伴行的皮神经；深筋膜在腕关节前方形成腕掌侧韧带和屈肌支持带（腕横韧带），在腕后区形成伸肌支持带，在手掌形成掌腱膜及掌外侧、内侧肌间隔，在手背形成手背腱膜。手肌位于掌面，分为外侧群、中间群及内侧群，外侧群包括拇短展肌、拇短屈肌、拇对掌肌和拇收肌（鱼际），中间群包括蚓状肌和骨间肌（骨间掌侧肌和骨间背侧肌），内侧群有小指短屈肌、小指展肌和小指对掌肌（小鱼际）。

2. 重要局部结构

(1) 腕尺侧管　腕掌侧韧带内侧端与屈肌支持带之间的间隙，内有尺神经和尺动、静脉通过。尺神经在腕部位置浅表，易受损伤。

(2) 腕桡侧管　屈肌支持带桡侧端分两层附着于舟骨结节和大多角骨结节，其间的间隙为腕桡侧管，内有桡侧腕屈肌腱及其腱鞘通过。

(3) 腕管　由屈肌支持带和腕骨沟共同围成，管内有屈肌总腱鞘包裹的指浅、深屈肌腱及拇长屈肌腱及其腱鞘和正中神经通过。

(4) 掌骨筋膜鞘　掌腱膜发出掌内侧、外侧 2 个肌间隔，形成 3 个骨筋膜鞘，容纳相应的肌群、血管及神经。外侧筋膜鞘由鱼际筋膜、掌外侧肌间隔和第 1 掌骨底围成，内有拇短展肌、拇短屈肌、拇对掌肌、拇长屈肌腱及其腱鞘，以及至拇指的血管和神经等；中间骨筋膜鞘由掌腱膜、掌内侧肌间隔、掌外侧肌间隔、骨间掌侧筋膜及拇收肌筋膜共同围成，内有屈肌总腱鞘及其包裹的指浅、深屈肌腱，以及蚓状肌、掌浅弓、指血管和神经等;内侧骨筋膜鞘由小鱼际筋膜、掌内侧肌间隔和第5掌骨底围成,内有小指展肌、小指短屈肌、小指对掌肌和至小指的血管、神经等。

(5)鼻烟窝　鼻烟窝的桡侧界为拇长展肌腱和拇短伸肌腱,尺侧界为拇长伸肌腱,近侧界为桡骨茎突,窝底为手舟骨和大多角骨,窝内有桡动脉通过。

(6)指蹼间隙　在掌骨头处,掌腱膜深层的横行纤维与其向远端发出的4束纵行纤维之间,围成的3个纤维间隙,称指蹼间隙。指蹼间隙内含有大量的脂肪和从手掌到手指的血管、神经,是手掌、手背和手指三者之间互相交通的渠道。

(7)指髓间隙　又称指髓,是指位于各指远节指骨远端4/5段掌侧骨膜与指腹皮肤之间的间隙。此间隙的两侧、掌面和各指末端,为致密的皮肤;近侧有纤维隔连于指远侧纹与指深屈肌腱的末端,将指髓封闭成一个密闭的间隙。

实验教具

☐标本:显示浅层静脉及皮神经的标本,女性乳房标本,显示上肢肌、神经和血管的标本,臂和前臂横断面示骨筋膜鞘的标本,腋窝标本,肘窝标本,腕管的标本,手部血管、神经标本,整尸操作标本等。

☐模型:女性乳房模型,全身淋巴结模型,腕管模型,手部血管、神经模型,手指腱鞘模型等。

☐操作器械:手术刀柄、刀片、解剖镊、解剖剪等。

实验操作指导

一、胸前区和腋区

由于胸肌区和腋区与上肢连属密切,为了方便学习,将其放在上肢解剖部分,胸壁深层结构的解剖参见第三章内容。

1. 皮肤切口

尸体取仰卧位,上肢平置、外展,手掌向上,依次作以下切口。

(1)**胸前正中切口**　自胸骨柄上缘颈静脉切迹沿前正中线向下切至剑突。

(2)**胸上界切口**　自胸骨柄上缘向外沿锁骨至肩峰,转折向下延至臂中部,再转折向内横切至臂内侧缘。

(3)**胸下界切口**　自正中切口下端向外沿肋弓下缘切至腋后线。

绕乳晕做一环形切口,向两侧翻起皮片,女性乳房或男性乳头保留于原位。

注意:上述诸切口要浅,切勿损伤浅层的血管和神经。

2. 解剖浅筋膜

(1) **解剖肋间神经前皮支** 沿胸部正中线的切口切开浅筋膜,用解剖镊提起切口缘并向外侧翻,注意观察。近胸骨缘的肋间隙内有肋间神经的前皮支和胸廓内动脉的穿支穿出,寻认3、4支即可。

(2) **观察肋间神经的外侧皮支** 自腋前襞向下切开浅筋膜并向内侧翻起,注意寻找沿锁骨中线附近穿出肋间隙的肋间神经的外侧皮支。其中,第2肋间神经的外侧皮支为**肋间臂神经**,走向外侧经腋窝皮下至臂内侧部上份的皮肤。

(3) **解剖女性乳房** 可参照标本和模型进行解剖和观察。自乳晕作放射形切口,清除乳腺表面的脂肪组织,修出乳腺叶的轮廓。以乳头为中心,用解剖镊尖沿放射方向轻划,仔细剖出输乳管,并追踪至乳腺叶。在乳头根部,观察输乳管。采用同样的方法,解剖整个乳房。解剖完毕,将乳房自胸筋膜表面剥离。

3. 解剖深层结构

(1) **解剖胸前筋膜和腋筋膜** 保留剖出的皮神经,除去浅筋膜,暴露深筋膜。胸前外侧壁的深筋膜分浅、深两层。浅层覆盖胸大肌和前锯肌,深层包被胸小肌后与浅层融合,至腋窝底续于腋筋膜;胸小肌上缘的深筋膜向上延伸形成锁胸筋膜,并包绕锁骨下肌,附着于锁骨下缘。

(2) **解剖头静脉** 用解剖剪沿三角肌胸大肌间沟内寻找**头静脉**,修洁至穿经锁胸筋膜处。仔细观察,可见2~3个锁骨下淋巴结沿头静脉末端排列。

(3) **解剖胸大肌** 清除胸大肌表面的筋膜,暴露**胸大肌**的境界,观察其形态、分部、起止点和肌纤维方向。将手指沿胸大肌下缘插入其深面,纯性分离胸大肌(胸肋部和锁骨部)与胸壁,沿胸肋部起点外侧约2 cm处及锁骨下缘1 cm处弧形切断胸大肌的起始部(注意不可损伤腹直肌鞘),小心将其向外侧翻起。翻开时注意观察,**胸内侧神经穿出胸小肌进入胸大肌,胸肩峰血管**和**胸外侧神经**从锁胸筋膜穿出进入胸大肌。清理和观察进入胸大肌的血管和神经后,在接近胸大肌处将它们切断。将胸大肌充分翻向外侧直至其止点处,暴露胸小肌。

(4) **查看锁胸筋膜** 锁胸筋膜上部附着于锁骨和锁骨下肌,下方附着于胸小肌上缘之间。分离可见该筋膜与深面的腋鞘紧密相连,切开腋鞘,分离出被腋鞘包绕的腋血管和臂丛。

(5) **解剖穿经锁胸筋膜的结构** 胸肩峰动脉和静脉、胸外侧神经和头静脉穿经锁胸筋膜。

①**胸肩峰动脉**:顺动脉的分支修洁胸肩峰动脉,可见该动脉为一短干,从腋动脉发出后,分为数支,观察其分支分布。

②**胸外侧神经**:修洁并追踪胸外侧神经,可见其来自臂丛外侧束,经腋动脉前方,穿经锁胸筋膜至胸大肌,支配该肌。

③**头静脉和锁骨下淋巴结**：在锁骨下方，头静脉末端附近，可见数个锁骨下淋巴结，观察后可清除，修洁头静脉末端直至腋静脉或锁骨下静脉。

(6)**解剖胸小肌**　清理胸小肌表面的筋膜，观察其形态和起止。查看穿经胸小肌的**胸内侧神经**。手指插入胸小肌深面将其分离，于近胸小肌起点处切断该肌，翻向外上方至喙突，腋窝的前壁便已全部打开。翻起胸小肌时，将进入该肌的胸内侧神经及与之伴行的血管充分游离，尽量保留。

(7)**解剖腋窝内侧壁**　查认**前锯肌**，在该肌表面找出**胸外侧动脉**并追查其发出点，观察沿胸外侧动脉排列的胸肌淋巴结（可切除）。在该动脉的后方，腋中线附近剖出**胸长神经**，向下追踪至前锯肌。

(8)**解剖腋窝外侧壁**　沿腋血管用解剖剪和解剖镊钝性分离并清除腋窝外侧壁的疏松结缔组织与外侧淋巴结，暴露腋鞘。剖开腋鞘，修洁鞘内的腋动、静脉与臂丛。在腋血管外侧查认正中神经，并向上追查其内、外侧根。循肩胛骨喙突向下清理**喙肱肌**，并查认进入该肌的肌皮神经。在腋动、静脉之间剖查**尺神经**、**臂内侧皮神经**和**前臂内侧皮神经**。

(9)**解剖臂丛后束及腋窝后壁**　在腋动脉后方清出**桡神经**，可见其向外下方越**背阔肌**下缘入臂后区。在桡神经上外侧、腋动脉外侧（约平肱骨外科颈高度），清出**旋肱前动脉**（细，有时缺如）及**旋肱后动脉**，可见旋肱后动脉与**腋神经**伴行，两者向后穿四边孔至三角肌。在背阔肌表面清出胸背血管及与之伴行的**胸背神经**，循胸背动脉向上清出**肩胛下动脉**及其另一分支旋肩胛动脉，可见旋肩胛动脉向后穿三边孔至肩胛骨背面。

(10)**解剖腋窝的底和尖**　在腋窝底的脂肪中查找中央淋巴结，在腋尖查找腋尖淋巴结。

除去腋窝内的疏松结缔组织和淋巴结，保留血管和神经，将胸大肌、胸小肌放回原位，复习腋窝的构造和内容。

腋动脉分支的起始处常会出现变异，但分布的器官和行程是不变的，因此可根据动脉分支的分布器官和行程来确认血管的名称。

二、臂前区、肘前区和前臂前区

1. 皮肤切口

让上肢处于外展位，手掌向上，依次作以下切口。

(1)**纵切口**　纵贯臂前区、肘前区和前臂前区，自臂中部的横切口中点开始，沿上肢前面中线直至腕前区。

(2)**肘前区横切口**　从肱骨内上髁切至外上髁的横行切口。

(3)**腕前区横切口**　与纵切口垂直，两端至前臂的内侧缘和外侧缘。

将皮肤翻向两侧。注意：上、下切口要浅，剥皮要薄，切勿损伤浅筋膜内的浅静脉和皮神经。

2. 解剖浅筋膜内结构

(1) **解剖头静脉和前臂外侧皮神经**　沿三角肌胸大肌间沟用解剖镊和解剖剪分离**头静脉**至腕前区。除去臂前区外侧部的浅筋膜。在肘部肱二头肌腱的外侧，寻找**前臂外侧皮神经**，向下追踪至腕前区，观察其与头静脉的伴行关系。

(2) **解剖贵要静脉和前臂内侧臂神经**　在肱二头肌内侧沟下部找出**贵要静脉**，向上追踪至臂中部穿深筋膜处，向下追踪至腕前区。在臂上部用解剖镊提起已解剖出来的**前臂内侧皮神经**，向下追踪，可见其在臂内侧中、下 1/3 交界处穿出深筋膜，向下与贵要静脉伴行。

(3) **解剖臂内侧皮神经**　沿已解剖出来的**臂内侧皮神经**向下追踪，可见其在臂内侧上部穿出深筋膜，分布于臂内侧皮肤。

(4) **解剖肘正中静脉**　在肘前区的浅静脉内找出**肘正中静脉**，观察其与头静脉和贵要静脉的连接关系和连接类型。

(5) **寻找肘淋巴结**　在肱骨内上髁上方、贵要静脉附近寻找肘淋巴结，有时不易找到。

保留上述浅静脉及皮神经，清除浅筋膜，显露深筋膜。

3. 解剖深筋膜

(1) **解剖臂前区深筋膜**　清除臂前区的浅筋膜，保留头静脉、贵要静脉和皮神经。从臂上部起，沿前面正中线纵行切开深筋膜，自肘前区作一横切口，将臂部深筋膜翻向两侧，观察臂部深筋膜形成的臂内、外侧肌间隔，探查其位置和附着点，修洁、分离并观察臂肌前群的 3 块肌（肱二头肌、喙肱肌和肱肌）。

(2) **解剖前臂深筋膜、肱二头肌腱膜及腕掌侧韧带**　清除肘窝、前臂前区及腕前区的浅筋膜，保留肘正中静脉、头静脉、贵要静脉和皮神经。用解剖剪纵行剪开深筋膜并翻向两侧。探查前臂内、外侧肌间隔，观察其位置与附着点。在肘前区和前臂上部修洁**肱二头肌腱膜**；观察腕前区深筋膜，可见有横行纤维增厚形成的腕掌侧韧带。纵行切开腕掌侧韧带，显露位于其深面的屈肌腱及远侧深面的屈肌支持带。

4. 解剖肌皮神经

(1) **解剖臂肌前群肌**　清理浅层的**肱二头肌**，检查其起止点。钝性分离肱二头肌，修洁位于其深面的**肱肌和喙肱肌**。

(2) **解剖肌皮神经**　在肱二头肌的深面，寻找发自臂丛外侧束由内上斜向外下方穿经喙肱肌的**肌皮神经**，其经肱二头肌与肱肌之间下行，分支分布于臂前群肌。其终支在肘部附近穿深筋膜移行为**前臂外侧皮神经**,在前臂前区与头静脉伴行。

5. 解剖肱二头肌内外、侧沟

(1) **解剖肱二头肌内侧沟**

①**肱动脉**:顺腋动脉向下修洁肱动脉及其两侧伴行静脉,直至肘窝。观察贵要静脉在肱静脉的注入部位。肱动脉的分支包括:**肱深动脉**,在臂上部,大圆肌稍下方发出,与桡神经伴行进入肱骨肌管;**尺侧上副动脉**,在臂中份稍上方、喙肱肌止点平面附近起始,伴随尺神经穿臂内侧肌间隔至臂后区;**尺侧下副动脉**,约在肱骨内上髁上方 5 cm 处起始,经肱肌前面行向内下方,至肘关节附近分为前、后两支,参与形成肘关节网;肌支。注意寻认肱动脉的肌支,观察其分布。

②**正中神经**:从腋窝向下追踪正中神经,正中神经在臂部没有分支,观察其与肱动脉的位置关系。

③**尺神经**:在臂丛内侧束向下追踪**尺神经**至臂中部,观察其与肱动脉及尺侧上副动脉的位置关系,在臂内侧肌间隔处剥离尺神经至臂后区。

(2) **解剖肱二头肌外侧沟** 再次观察沿外侧沟上行的头静脉。在三角肌止点下方约 2.5 cm 处,分离**肱桡肌**和**肱肌**,找出**桡神经**,追踪至肱二头肌外侧沟,寻认其肌支,在肱骨外上髁前方剖出桡神经的浅、深两个终支。

6. 解剖肘窝

(1) **查认肘窝的边界** 找到肱二头肌腱,在其内侧切断肱二头肌腱膜和肘窝内的深筋膜,修洁旋前圆肌和肱桡肌,观察肘窝的境界:上界为肱骨内、外侧髁的连线;下外界为肱桡肌;下内界为旋前圆肌。

(2) **解剖肘窝** 以肱二头肌腱和旋前圆肌为标志,观察其与血管神经的相互关系。修洁肱二头肌腱,在其内侧解剖并修洁肱动脉的末端至其分为**桡、尺动脉**。修洁伴行静脉,在肱动脉分叉处寻找肘深淋巴结(观察后可切除),在肱动脉的内侧分出正中神经,向下追踪至其穿**旋前圆肌**处。保护正中神经,沿旋前圆肌中点处切断该肌并翻向上、下方,寻找其深面通过的尺动脉及其发出的**骨间总动脉**。将旋前圆肌复位,观察肘窝内各结构的位置关系:由桡侧向尺侧依次为肱二头肌腱、肱动脉及与之伴行的肱静脉、桡血管及尺血管、正中神经,肘深淋巴结位于肱动脉分叉处。

7. 解剖前臂前区结构

(1) **观察前臂肌前群浅层肌** 由桡侧向尺侧依次清理、修洁起自肱骨外上髁的**肱桡肌**和起自肱骨内上髁的**旋前圆肌**、**桡侧腕屈肌**、**掌长肌**和**尺侧腕屈肌**。观察和辨认各肌的走行(注意辨认区分桡侧腕长伸肌和肱桡肌)。将**指浅屈肌**和浅层肌分离,观察浅层肌的肌腱(可通过运动手指的来判断各肌的肌腱)。

(2) **解剖桡神经血管束** 在肱桡肌和桡侧腕屈肌之间清理出**桡神经**的浅支和**桡动**、**静脉**。桡神经浅支下行至前臂中、下 1/3 交界处,经肱桡肌腱深面转向手背。桡动脉除分出桡侧返动脉和肌支外,主干在肱桡肌深面下行至桡骨茎突远侧,斜经拇长展肌与拇短伸肌腱深面转向手背。

(3) **解剖尺神经血管束** 在尺侧腕屈肌和指浅屈肌之间,剖出**尺神经**和**尺动**、**静脉**,两者伴行向下至腕部。尺神经在前臂上端发出肌支,支配尺侧腕屈肌和指浅屈肌尺侧半,主干在前臂中、下 1/3 交界处分出手背支和手掌支,手背支转向手背,手掌支与尺动脉伴行至手掌。尺动脉在下行时发出尺侧返动脉、骨间总动脉(此动脉又分为**骨间前动脉**和**骨间后动脉**)以及邻近肌肉的肌支。

(4) **解剖正中神经**

①在肘下部剖查正中神经:翻开肘窝处切断的旋前圆肌,暴露正中神经,它在此处的分支分布于大部分屈肌(尺神经支配的除外)。正中神经在肘下部隔旋前圆肌的一部分与深侧的尺动脉为邻。尺动脉于此处发有尺侧返动脉和骨间总动脉,后者为一短干,向下分为骨间前、后动脉。骨间前动脉伴**骨间前神经**沿拇长屈肌和指深屈肌间下降,骨间后动脉穿骨间膜至前臂后区。

②在前群指浅、深屈肌间剖查正中神经:钝性分离桡侧腕屈肌和旋前圆肌,牵向两侧,观察指浅屈肌,钝性分离并寻找位于其深面的指深屈肌。观察位于指浅、深屈肌间的正中神经,并追踪至腕部。

(5) **解剖前臂肌前群深层肌** 钝性分离指浅屈肌与深面的**拇长屈肌**(外侧)、**指深屈肌**(内侧)。从腕上方,沿拇长屈肌肌腱向上分开此二肌,观察深方的**旋前方肌**。注意:前臂前群肌除旋前圆肌需切断外,其他肌仅需钝性分离。观察并寻找旋前方肌深面下降的**骨间前动脉**和**骨间前神经**。

(6) **剖查前臂屈肌后间隙** 在腕上方,观察拇长屈肌、指深屈肌与旋前方肌之间的前臂屈肌后间隙。插入刀柄伸向腕管,理解腕管与手掌掌中间隙的交通关系。

三、腕前区和手掌

1. 皮肤切口

让上肢处于外展位,手掌向上,依次作以下切口。

(1) **纵切口** 自腕前区横切口中点至中指末端。

(2) **斜切口** 由腕前区横切口中点至拇指末端。

(3) **横切口** 由第 2 指根部外侧至第 5 指根部内侧。

将手掌、拇指和中指掌侧面皮肤翻开(必要时可切除小块手掌的皮肤)。

2. 解剖浅筋膜内结构

从前臂分别追溯前臂外侧皮神经、桡神经浅支、正中神经掌支、尺神经掌支至鱼际、掌心和小鱼际。在小鱼际的浅筋膜中找出掌短肌(退化的皮肌,多为薄弱的肌束)。游离皮神经,除去浅筋膜,保留上述浅静脉及皮神经,显露手掌深筋膜和掌腱膜。

3. 解剖深筋膜

(1) **解剖掌腱膜** 从屈肌支持带上方提起掌长肌腱,用解剖刀从肌腱深面向远侧剥离**掌腱膜**,同时切断掌腱膜内、外侧缘发出的掌内、外侧肌间隔,将掌腱膜翻向近侧,切勿损伤其深方的结构。

(2) **剖察 3 个掌骨筋膜鞘** 掌腱膜深方为掌中间骨筋膜鞘;小鱼际筋膜深面为内侧骨筋膜鞘;鱼际筋膜深面为外侧骨筋膜鞘。探查内、外侧骨筋膜鞘与中间骨筋膜鞘,清除小鱼际筋膜和鱼际筋膜,显露手肌。

4. 解剖尺神经、尺动脉及其分支

切开腕掌侧韧带内侧端,打开腕尺侧管,找到**尺神经**,可见尺神经在豌豆骨与钩骨之间分为浅、深支。向下剥离尺神经浅支,追踪观察其分支:1 支为至小指内侧缘的**指掌侧固有神经**,另 1 支为**指掌侧总神经**,至指蹼间隙分为 2 条指掌侧固有神经,行走于第 4、5 指相对缘。修洁管内走行的**尺动脉**、尺静脉,向远侧追踪尺动脉,在管内找出其发出的掌深支,继续解剖、探查尺动脉末端与桡动脉掌浅支吻合成的**掌浅弓**,修洁由弓发出的 3 条**指掌侧总动脉**,至指蹼间隙。

5. 解剖腕管及其内容物

(1) **解剖腕管** 修洁屈肌支持带,将其纵行切开并做部分切除。分离腕管内的正中神经、屈肌总腱鞘和拇长屈肌腱及其腱鞘。

(2) **解剖正中神经** 打开腕管向远侧修洁正中神经,找出正中神经的返支,追踪至鱼际肌。向下追踪正中神经的 3 条**指掌侧总神经**至指蹼间隙。观察其与同名动、静脉的伴行情况。

(3) **解剖屈肌总腱鞘** 用解剖剪在腕管内纵行剪开屈肌总腱鞘,查看其范围,向远侧探查此鞘与小指滑膜鞘的连通关系。然后从腕管内拉出指浅屈肌腱,观察指浅、深屈肌腱之间的位置关系。

(4) **解剖拇长屈肌腱鞘** 找出拇长屈肌腱,切开其腱鞘,向远侧探查其与拇指腱滑膜鞘的交通。

6. 解剖深层结构

(1) **解剖鱼际及小鱼际肌群**

①**鱼际肌**:修洁并观察鱼际肌浅层的 2 块肌——**拇短屈肌**(外侧)和**拇短展肌**

（内侧），然后自起点切断两肌并翻起，观察深面的**拇对掌肌**、**拇收肌**及拇长屈肌腱。

②小鱼际肌：辨认 3 块肌（掌短肌、小指展肌、小指短屈肌）。其中，**小指展肌**位于最内侧，**小指短屈肌**位于最外侧。自起点切断并翻起两肌，观察位于深面的**小指对掌肌**。

(2) **解剖蚓状肌**　分离指浅、深屈肌腱，牵出指深屈肌的 4 条肌腱，查认附着在腱上的 4 条蚓状肌，观察其起始与走行。

(3) **解剖指蹼间隙**　除去各指蹼间隙的脂肪。修洁各指掌侧总动脉和总神经的末端，观察它们的分支和分布。修洁蚓状肌腱。探查指蹼间隙的交通。

(4) **探查手掌的筋膜间隙**　将手指微屈，用刀柄探查位于示指屈肌腱和第 1 蚓状肌深面的鱼际间隙，再探查位于第 3、4、5 指屈肌腱和第 2、3、4 蚓状肌后方的**掌中间隙**，并向近侧探查其交通（经腕管与前臂屈肌间隙交通）。

(5) **解剖观察掌深弓和尺神经深支**　向桡侧拉开各指屈肌腱及蚓状肌，除去其深方的疏松结缔组织和骨间掌侧筋膜。沿尺神经深支和尺动脉的掌深支向桡侧继续追踪，观察尺动脉的掌深支和桡动脉末端吻合成的**掌深弓**。修洁掌深弓及其凸侧发出的 3 条**掌心动脉**。修洁与掌深弓伴行的尺神经深支及其分支。

(6) **解剖中指掌侧面**　在手指两侧，从指蹼间隙处向远端修洁指掌侧固有神经和血管，观察其在指两侧缘的走行。除去浅筋膜，显露手指掌侧面的腱纤维鞘。沿中线纵行切开腱纤维鞘，拉出指浅、深屈肌腱，观察两肌腱的位置关系及终止部位。观察腱滑膜鞘的结构。

四、臂后区、肘后区和前臂后区

1. 皮肤切口

尸体俯卧位，让上肢处于外展位，依次作以下切口。

(1) **臂后横切口**　在臂后区作一横切口与臂前区横切口相接。

(2) **纵切口**　纵贯臂后区、肘后区和前臂后区，自臂后中部的横切口中点开始，沿上肢后面中线直至腕部。

(3) **肘后横切口**　在肘后区作一横切口与肘前区横切口相接。

(4) **腕后横切口**　在腕背作一横切口与腕前区横切口相接。

将皮肤翻向两侧。注意：切口要浅，剥皮要薄，切勿损伤浅筋膜内的浅静脉和皮神经。

2. 解剖浅筋膜内结构

观察上肢后面的浅筋膜，从臂后区至前臂后区逐渐变薄。注意寻找其内走行的皮神经。

①臂外侧上皮神经：腋神经的分支，在三角肌后缘中点下方穿出深筋膜。

②臂外侧下皮神经,位于臂外侧下份,来自桡神经。

③臂后皮神经:来自桡神经,位于臂后区中部皮肤。

④前臂后皮神经:来自桡神经,经臂后区外下部穿出,发出分支分布于臂后区外下部的皮肤,其主干下行分布于前臂后区皮肤。

保留上述皮神经,清除浅筋膜,显露深筋膜。

3. 解剖深筋膜

修洁臂后区肱三头肌表面的深筋膜。去除前臂后面的浅筋膜,显露深筋膜,可见腕背侧的深筋膜明显致密增厚,形成伸肌支持带。保留伸肌支持带,切开深筋膜,显露前臂肌后群。

4. 解剖臂后区和肘后区

(1) **解剖肱三头肌及肱骨肌管** 修洁肱三头肌表面的深筋膜,观察其起、止点。在肱三头肌长头和外侧头之间钝性分离,将解剖镊沿桡神经走行方向斜形插入肱骨肌管,切断该肌外侧头,打开肱骨肌管,显露管内走行的**桡神经**和**肱深血管**。向上、下修洁神经和动脉,观察其分支分布。

(2) **解剖尺神经及尺侧上副动脉** 在尺神经沟内确认**尺神经**及与之伴行的**尺侧上副动脉**。不要将尺神经从尺神经沟内分离。

5. 解剖前臂后区

(1) **解剖前臂肌后群** 从腕部肌腱开始向上分离辨认浅层诸肌(自桡侧向尺侧依次为**桡侧腕长伸肌**、**桡侧腕短伸肌**、**指伸肌**、**小指伸肌**和**尺侧腕伸肌**),观察其形态、位置和起止,并注意辨认、区分桡侧腕长伸肌和肱桡肌。分离并向两侧拉开桡侧腕伸肌和指伸肌,清理和辨认深层的5块肌(深层**旋后肌**位于上外侧,其余4肌由桡侧向尺侧依次为**拇长展肌**、**拇短伸肌**、**拇长伸肌**和**示指伸肌**),观察其位置、走行和终止部位。

(2) **解剖骨间后血管神经束** 在旋后肌处找到桡神经深支,可见该神经经旋后肌中部穿至臂后区,穿出后更名为**骨间后神经**,向下修洁至旋后肌下缘。解剖出**骨间后动**、**静脉**(由骨间总动脉发出),可见其与神经伴行,沿途分支分布于前臂后群肌。

五、腕后区和手背

1. 皮肤切口

手背向上,依次作以下切口。

(1) **斜切口** 自腕背区横切口切至拇指甲根。

(2) **纵切口Ⅰ** 从腕背区横切口中点至中指甲根。

(3) **纵切口Ⅱ** 沿示指及环指背面中线各作纵切口。

(4) **横切口** 沿掌指关节背侧,自第2指外侧切至第5指内侧。

将手背和手指背面的皮肤翻开。手背的皮肤薄,作切口时注意不要损伤皮下结构。

2. 解剖浅筋膜内结构

手背浅筋膜薄,组织疏松,含有手背静脉网、皮神经和浅淋巴管。

(1) **解剖手背静脉网** 修洁手背静脉网,向桡、尺侧追踪、观察其汇合成的头静脉和贵要静脉。

(2) **解剖桡神经浅支和尺神经的手背支** 在腕背部桡侧找到桡神经浅支,在尺侧找出尺神经手背支,观察两者在手背的吻合及其发出的5条指背神经的走行与分布。

3. 解剖深部结构

(1) **解剖伸肌支持带及其形成的6个骨纤维管** 清除腕背侧的浅筋膜,显露伸肌支持带,观察其形态及附着部位,纵行切开伸肌支持带,观察其发出的5个纤维隔及附着部位。自桡侧向尺侧依次观察第1~6骨纤维管内的肌腱及其腱鞘的排列:拇长展肌和拇短伸肌腱及腱鞘,桡侧腕长伸肌和腕短伸肌腱及腱鞘,拇长伸肌腱及腱鞘,指伸肌和示指伸肌腱及腱鞘,小指伸肌腱及腱鞘,尺侧腕伸肌腱及腱鞘。

(2) **解剖"鼻烟窝"** 先在拇指根部修洁3个长肌腱,观察"鼻烟窝"(桡侧界为拇长展肌腱和拇短伸肌腱,尺侧界为拇长伸肌)。除去窝内的疏松结缔组织,修洁在窝内的桡动、静脉。略向上追踪至前臂前区,向下追踪至其穿第1骨间背侧肌入手掌。

(3) **解剖手背筋膜间隙** 清除浅筋膜,显露手背腱膜,观察二者之间的**手背皮下间隙**。清理手背腱膜,显露骨间背侧筋膜,观察两者之间的**手背腱膜下间隙**。观察伸指肌腱的腱间结合。

(4) **解剖手指背面** 追踪伸指肌腱至手指背面,观察指背腱膜。

(孟庆玲)

第八章 下 肢

实验目的与要求

□ 掌握下肢及各部的境界和分区;掌握梨状肌上、下孔和坐骨小孔及其穿经结构的毗邻、行程和分布;掌握股三角、收肌管、腘窝及踝管的位置、境界和内容。
□ 熟悉臀部、股部和小腿部的层次结构。
□ 了解下肢的表面解剖;了解膝部、踝部和足部的层次结构。

学习要点

一、概述

1. 境界和分区

下肢与躯干直接相连,前方以腹股沟韧带与腹部分界,后方以髂嵴与腰、骶部分界,上端内侧为会阴部。下肢分为臀、股、膝、小腿、踝和足部。除臀部以外,其余各部又分为若干区。

2. 体表标志

下肢的体表标志有髂嵴、髂前上棘、髂后上棘、坐骨结节、耻骨结节、股骨大转子、髌骨、股骨内外侧髁、胫骨内外侧髁、胫骨粗隆、腓骨头、胫骨前缘、内踝、外踝和跟骨结节。

二、臀部

1. 境界和层次

(1) 境界 上为髂嵴,下为臀沟,内侧为骶、尾骨外侧缘,外侧为髂前上棘至大转子间的连线。

(2) 层次 臀部皮肤较厚;浅筋膜内主要有3组皮神经,即臀上皮神经、臀下皮神经和臀内侧皮神经;深筋膜又称臀筋膜,向外侧移行为阔筋膜,并参与组成髂胫束;臀部的肌分3层,即浅层(臀大肌、阔筋膜张肌)、中层(臀中肌、梨状肌、上孖肌、闭孔内肌腱、下孖肌、股方肌)和深层(臀小肌、闭孔外肌)。

2. 重要局部结构

(1)坐骨大孔　梨状肌向外穿坐骨大孔出盆腔,与坐骨大孔上、下缘之间各留一间隙,分别称梨状肌上孔和梨状肌下孔,各有重要的血管、神经穿过。

①梨状肌上孔:穿行结构从外侧向内侧依次为臀上神经、臀上动脉和臀上静脉。

②梨状肌下孔:穿行结构从外侧向内侧依次为坐骨神经、股后皮神经、臀下神经和臀下动脉、臀下静脉、阴部内静脉、阴部内动脉和阴部神经。

坐骨神经与梨状肌关系:以一总干出梨状肌下孔者,约占66.3%;胫神经出梨状肌下孔及腓总神经穿梨状肌者,约占27.3%;其他型,约占6.4%。

(2)坐骨小孔　穿行结构自外向内依次为阴部内动脉、阴部内静脉与阴部神经。

三、股部

1. 境界、分区和层次

(1)境界和分区　前上方以腹股沟与腹部分界,后方以臀沟与臀部为界,上端内侧邻会阴部,下端以髌骨上方2横指处的水平线与膝分界。以经股骨内、外侧髁的垂线,可将股部分为股前内侧区和股后区。

(2)层次　股部皮肤内侧较薄,外侧较厚;浅筋膜内有大隐静脉及其属支、腹股沟浅淋巴结等;深筋膜又称阔筋膜,可形成髂胫束和隐静脉裂孔,并向深部发出肌间隔;股前内侧区有髋肌前群(髂腰肌)、大腿肌前群(缝匠肌和股四头肌)和内侧群(耻骨肌、长收肌、股薄肌、短收肌和大收肌),股后区有大腿肌后群(股二头肌、半腱肌和半膜肌)。

2. 重要局部结构

(1)骨筋膜鞘　阔筋膜发出股内侧、股外侧和股后3个肌间隔,与骨膜及阔筋膜共同形成3个骨筋膜鞘,容纳相应的肌群、血管及神经。其中,前骨筋膜鞘包绕大腿肌前群、股动脉、股静脉、股神经及腹股沟深淋巴结等;内侧骨筋膜鞘包绕大腿肌内侧群及闭孔动、静脉和神经等;后骨筋膜鞘包绕大腿肌后群和坐骨神经等。

(2)肌腔隙与血管腔隙　腹股沟韧带与髋骨间被髂耻弓分隔为外侧的肌腔隙和内侧的血管腔隙。

①肌腔隙:前界为腹股沟韧带;后外侧界为髂骨,内侧界为髂耻弓;内容物为髂腰肌、股神经与股外侧皮神经。

②血管腔隙:前界为腹股沟韧带;后界为耻骨肌筋膜及耻骨梳韧带;内侧界为腔隙韧带,外侧界为髂耻弓。内容物为股动脉、股静脉、股环、生殖股神经股支和淋巴管。

(3) 股三角 位于股前内侧区上 1/3 部;上界为腹股沟韧带,下外侧界为缝匠肌内侧缘,下内侧界为长收肌内侧缘,前壁为阔筋膜,后壁为髂腰肌、耻骨肌和长收肌及其筋膜。肌三角内的结构从外侧向内侧依次为股神经、股鞘及其包含结构(股动脉、股静脉和股管等)。

(4) 收肌管 位于股中 1/3 段前内侧,缝匠肌深面、大收肌与股内侧肌之间;前壁浅层为缝匠肌,前壁深层为收肌腱板,后壁为长收肌与大收肌,外侧壁为股内侧肌,上口通向股三角尖,下口经收肌腱裂孔通腘窝。收肌管内的结构从前向后为股内侧肌支及隐神经、股动脉、股静脉及淋巴管和疏松结缔组织等。

四、膝部

1. 境界、分区和层次

(1) 境界和分区 膝部界于股部与小腿之间,是指自髌骨上缘上方 2 横指处至胫骨粗隆高度的范围,可分为膝前区和膝后区。

(2) 层次 膝前区皮肤松弛,薄弱,移动性大;皮下脂肪少,膝内侧有隐神经走行,膝外下方有腓肠外侧皮神经分布;膝前区深筋膜为阔筋膜的延续,与其深面的肌腱相融合。膝后区皮肤松弛,薄弱;浅筋膜内有 1~2 个腘浅淋巴结,沿小隐静脉周围排列;膝后区深筋膜又称腘筋膜,较致密,是大腿阔筋膜的延续,向下移行为小腿筋膜。

2. 重要局部结构

腘窝为膝关节后方的菱形凹陷。其顶为腘筋膜,底自上而下为股骨腘面、膝关节囊后部及腘斜韧带、腘肌及其筋膜,上外侧界为股二头肌,上内侧界为半腱肌和半膜肌,下外侧界和下内侧界分别为腓肠肌的外侧头和内侧头。腘窝内容物为胫神经、腓总神经、腘静脉、腘动脉,以及淋巴结和脂肪组织等。

五、小腿部

1. 境界、分区和层次

(1) 境界和分区 小腿部上界为平胫骨粗隆的环形线,下界为内、外踝基部的环形连线;经内、外踝的垂线,将小腿分为小腿前外侧区和小腿后区。

(2) 层次 小腿前外侧区皮肤较厚,移动性小;小腿后区皮肤柔软,弹性好。浅筋膜内有大隐静脉及与之伴行的隐神经、小隐静脉及与之伴行的腓肠神经以及腓浅神经。深筋膜较致密,在前面上部与肌结合紧密。小腿肌前群包括胫骨前肌、趾长伸肌和踇长伸肌,外侧群包括腓骨长、短肌,后群包括小腿三头肌(腓肠肌和比目鱼肌)、胫骨后肌、踇长屈肌和趾长屈肌。

2. 重要局部结构

小腿部深筋膜向深面发出前、后肌间隔,与深筋膜、胫骨骨膜、腓骨骨膜及骨间膜共同围成前骨筋膜鞘、外侧骨筋膜鞘和后骨筋膜鞘。前骨筋膜鞘容纳小腿肌前群、腓深神经和胫前血管;外侧骨筋膜鞘包绕小腿肌外侧群、腓浅血管及腓浅神经等;后骨筋膜鞘分浅、深两部,浅部容纳小腿三头肌,深部容纳小腿后群深层肌和腘肌以及胫后血管、胫神经等。

六、踝部与足部

1. 境界、分区和层次

(1)境界和分区 踝部上界为平内、外踝基部的环形连线,下界为过内、外踝尖的环线,以内、外踝为界可分为踝前区和踝后区。踝的远侧为足部,分为足背和足底。

(2)层次 踝前区和足背皮肤较薄,踝后区和足底皮肤较厚。浅筋膜内有足背静脉弓及大、小隐静脉起始部。深筋膜在踝关节前方形成伸肌上、下支持带,在踝后区形成屈肌支持带和腓骨肌上、下支持带。足背肌包括𣎴短伸肌和趾短伸肌;足底肌则分为4层,第1层由内侧向外侧为𣎴展肌、趾短屈肌、小趾展肌,第2层为胫骨后肌腱及其腱鞘、趾长屈肌腱及其腱鞘和𣎴长屈肌腱及其腱鞘,第3层为足底方肌、蚓状肌,第4层由内侧向外侧为𣎴短屈肌、𣎴收肌、小趾短屈肌。

2. 重要局部结构

(1)踝管 由屈肌支持带与内踝和跟骨内侧面之间围成,是小腿后区与足底间的一个重要通道。屈肌支持带又称分裂韧带,由内踝与跟骨结节内侧面之间的深筋膜增厚形成。屈肌支持带向深面发出3个纤维隔,将踝管分为4个管道,由前向后依次通过的结构为:胫骨后肌腱,趾长屈肌腱,胫后动、静脉与胫神经,𣎴长屈肌腱。

(2)足弓 由跗骨与跖骨借韧带和关节连结而成,可分为内侧纵弓、外侧纵弓和横弓。

实验教具

□标本:显示浅层静脉及皮神经的标本,显示下肢肌、神经和血管的标本,小腿横断面示骨筋膜鞘标本,髋肌标本,整尸操作标本等。
□模型:髋肌模型。
□操作器械:手术刀柄、刀片、解剖镊、解剖剪等。

实验操作指导

一、股前内侧区

1. 皮肤切口

尸体取仰卧位,依次作以下切口。

(1) **上切口** 自髂前上棘至耻骨结节作一斜行切口。

(2) **下切口** 在胫骨粗隆稍下方平面作一横行切口。

(3) **纵切口** 经上、下切口中点的连线作一纵切口。

(4) **横切口** 在髌骨上方作一横行的补充切口。

上述诸切口均应浅切。向两侧翻起皮片,注意不能过厚,避免切断浅层的血管和神经。

2. 解剖浅筋膜

(1) **解剖大隐静脉及其属支** 在浅筋膜内,于股骨内侧髁后缘处找出**大隐静脉**及与之伴行的**隐神经**,向上追踪至耻骨结节下外侧约 3 cm 处,可见其穿股部筛筋膜注入股静脉。在穿筛筋膜前,大隐静脉尚接纳 5 个浅静脉,即**股外侧浅静脉、股内侧浅静脉、阴部外静脉、腹壁浅静脉和旋髂浅静脉**(注意 5 支属支的类型)。在清理浅静脉时,尽量保留与后 3 支静脉伴行的同名动脉(动脉很细小,暂不追踪动脉的起点)。大隐静脉穿过深筋膜处为一卵圆形薄弱区,称隐静脉裂孔(卵圆窝)。用解剖镊提起大隐静脉末端,用刀柄清理卵圆窝的下外侧缘(即镰缘)。

(2) **观察腹股沟浅淋巴结** 上组位于腹股沟韧带下方,下组沿大隐静脉上段纵行排列,观察后可除去。

(3) **寻认自深筋膜浅出的皮神经**

①股外侧皮神经:在髂前上棘下方 6~10 cm 处穿出深筋膜,下降分为若干支,支配股外侧面和臀部皮肤。

②股前皮神经:数支,分布于股前面和内侧面的皮肤,一般越靠内侧的分支穿出深筋膜的位置越在远侧。

③闭孔神经皮支:在大腿上部内侧浅出深筋膜(约在缝匠肌中点内侧 3 横指处),分布于股内侧面的皮肤。

尽量追踪上述皮神经至远端并保留。

3. 解剖深筋膜

大腿深筋膜又称阔筋膜,厚、韧,为全身最厚的深筋膜,呈鞘状包裹股部诸肌,在股外侧面增厚为**髂胫束**,起自髂嵴,止于股骨外侧髁。臀大肌下份和阔筋膜张肌附着于髂胫束。深筋膜深入肌群之间并附于骨,形成肌间隔。在腹股沟韧带中点向下纵行切开阔筋膜,用刀柄将其与深层组织分离,翻向两侧,注意勿伤及深面诸结构并保留髂胫束。

4. 解剖股三角及其内容物

股三角的上界为腹股沟韧带,内侧界为长收肌内侧缘,外侧界为缝匠肌内侧缘,后壁由髂腰肌、耻骨肌和长收肌及其筋膜构成;其内有股神经、股鞘及其包含的股动脉、股静脉和股管等。纵行切开股鞘可见其分为3个纵行的腔,分别容纳股动脉、股静脉和股管。

(1) **解剖股动脉及其主要分支** 在髂前上棘至耻骨联合上缘的中点(腹股沟中点),于腹股沟韧带下方寻找**股动脉**,活体上此点可触及股动脉搏动,故名股动脉搏动点。清理股动脉至缝匠肌掩盖处,并细心解剖出其分支。最大的分支为**股深动脉**,常于腹股沟韧带下方3~5 cm处起自股动脉本干的后外侧,向下行于股三角内。股深动脉主要有以下2个分支:

①**旋股外侧动脉**:常自股深动脉外侧壁发出,行于缝匠肌、股直肌的深面,分为升、横、降3支,分布于股直肌、阔筋膜张肌和臀肌。

②**旋股内侧动脉**:自股深动脉内侧壁发出,经髂腰肌与耻骨肌之间行向深面。

此两条动脉有时也可直接发自股动脉。股深动脉主干行至长收肌深面,沿途发出3~4支穿动脉,穿过短收肌和大收肌至股后区。股动脉在股三角尖端,潜入缝匠肌深面,进入收肌管。

(2) **解剖股静脉** 在股动脉内侧解剖出与动脉平行的**股静脉**,其先位于股动脉内侧,至股三角尖端行向股动脉后方。股静脉接纳与股动脉分支伴行的同名静脉,其最大的属支为大隐静脉。注意:清理时尽量保留股静脉的属支和股动脉的分支。清理股深静脉时,勿伤及股深动脉分支,注意寻找沿股静脉上段排列的腹股沟深淋巴结,观察后除去。

(3) **探查股管** 股管为股静脉内侧的潜在性腔隙,被疏松结缔组织和淋巴结所填充。股管长约1.5 cm,前壁为腹股沟韧带和阔筋膜等,内侧壁为腔隙韧带及股鞘内侧壁,后壁为耻骨梳韧带和耻骨肌及其筋膜等,外侧壁为股静脉内侧的纤维隔。股管上口为股环,下端为盲端,对着卵圆窝的内上份。如腹腔内容物经股环、股管自卵圆窝处突出,则形成股疝,以中年女性多见。

(4) **解剖股神经** 在腹股沟韧带以下、股动脉外侧,切开髂腰肌表面的髂腰筋膜,暴露**股神经**及其深面的**髂腰肌**。股神经分为若干细支,支配耻骨肌、缝匠肌、股四头肌及股前面的皮肤。其中一支特别长,与股动脉伴行进入收肌管,称隐神经,追踪并修洁之。

5. 解剖收肌管及其内容

清理缝匠肌并在其中上部切断，分别向上、下翻起，如有皮神经穿过此肌，应抽出。在缝匠肌下段深面有一致密结缔组织构成的收肌腱板，张于股内侧肌与长收肌、大收肌之间。缝匠肌和收肌腱板共同组成收肌管前壁，管的内侧壁为长收肌和大收肌，外侧壁为股内侧肌。纵行切开收肌腱板，暴露收肌管内诸结构。去除管内结缔组织，可见股动脉从股静脉外侧跨向前内侧，两者共同经收肌腱裂孔至腘窝。隐神经从外侧跨过动脉至内侧，最后从股薄肌与缝匠肌腱之间穿出，与大隐静脉伴行至小腿。

6. 解剖大腿肌前群

翻开缝匠肌，观察股四头肌各部分的位置及纤维方向，理解两肌的作用。清理**股直肌**（起自髂前下棘和髋臼上缘），从上端切断并下翻，暴露深面的**股中间肌**，其内、外侧分别为**股内侧肌**和**股外侧肌**。股四头肌的 4 个头合成一总腱，包绕髌骨的前面和两侧面，向下延为**髌韧带**附着于胫骨粗隆。

7. 解剖大腿肌内侧群和闭孔神经

先分离、修洁内侧的**股薄肌**，再清理**长收肌**和**耻骨肌**。在长收肌起点下约 3 cm 处切断该肌，向下翻起，露出深面的**短收肌**。清理短收肌时，注意观察其浅面的闭孔神经前支和深面的闭孔神经后支。清理短收肌深层的**大收肌**时，注意观察该肌下部的收肌腱裂孔（股动、静脉由此进出腘窝，易名为腘动、静脉）。股深动脉分支营养大腿内侧肌群和前、后肌群。

二、小腿前外侧区

1. 皮肤切口

尸体取仰卧位，依次作以下切口。

（1）**上切口** 在胫骨粗隆稍下方平面作一横行切口。

（2）**下切口** 在内、外踝水平作一过踝关节前方的横行切口。

（3）**纵切口** 经上、下切口中点的连线作一纵切口。

将小腿前外侧区皮肤翻向两侧。注意：上、下切口要浅，剥皮要薄，切勿损伤浅筋膜内的浅静脉和皮神经。

2. 解剖浅筋膜内结构

（1）**解剖大隐静脉和隐神经** 由内踝前方向上清理大隐静脉及与之伴行的隐神经，直至膝部的股骨内侧髁后方。

（2）**解剖腓浅神经** 腓浅神经在小腿中、下 1/3 交界处自深筋膜浅出，分布于小腿部、足背和趾背的皮肤。

3. 解剖深筋膜

清理浅筋膜后,仔细观察小腿各部深筋膜的厚度差异。沿胫骨前缘的外侧向下纵行切开深筋膜,可见小腿上部深筋膜较厚,不易与深部的肌分离;中部则较薄,易与肌分离;在小腿下部、踝关节上方,深筋膜横行纤维增厚形成伸肌上支持带(小腿横韧带);在踝关节前下方、近足背处,深筋膜增厚形成横位"Y"形的伸肌下支持带(小腿十字韧带)。保留伸肌上、下支持带,清除其余深筋膜。

4. 解剖小腿肌前群和外侧群

在小腿下 1/3 部,自内侧向外侧依次查看和修洁**胫骨前肌**、**踇长伸肌**、**趾长伸肌**及第 3 腓骨肌;在小腿外侧,修洁**腓骨长肌**和**腓骨短肌**。注意观察在伸肌上支持带深面经过的肌腱,其上皆包以腱滑液鞘,具有保护肌腱、减少摩擦的作用。

5. 解剖胫前血管

分离胫骨前肌与趾长伸肌的上段,在两肌之间于小腿骨间膜前面解剖出**胫前动脉**及与之伴行的**胫前静脉**,向下追踪直至内、外踝切口处。

6. 解剖腓总神经及其分支

在腓骨颈外侧找出**腓总神经**,可见其绕过腓骨颈的外侧向前,穿入腓骨长肌深面,分为腓浅神经和腓深神经。解剖时,先用镊尖沿腓总神经的方向向前插入腓骨长肌,按腓总神经方向切断该肌,即可暴露腓总神经的分支。腓浅神经穿过腓骨长肌,下行于腓骨长、短肌之间,支配此两肌,于小腿中、下 1/3 交界处外侧穿出深筋膜,分成足背内侧皮神经和足背中间皮神经;**腓深神经**与胫前动脉伴行,支配小腿肌前群,继而与足背动脉伴行至足部。

三、臀部和股后区

1. 皮肤切口

尸体取俯卧位,依次作以下切口。

(1)**上切口** 自髂前上棘沿髂嵴切至髂后上棘,再向内侧切至骶部正中。

(2)**正中切口** 由上切口内侧端沿骶正中棘垂直向下切至尾骨尖。

(3)**下切口** 沿臀沟至臀部外侧作一弧形切口。

(4)**膝下切口** 经腘窝下角(相当于胫骨粗隆水平)作一横切口。

(5)**纵切口** 由臀沟中点向下沿股后正中线纵切至膝下切口。

将臀部皮肤翻向外侧,股后区和腘窝的皮肤向两侧翻起。注意:切口不宜过深,以免损伤浅筋膜内的血管和神经。

2. 解剖浅筋膜内结构

臀部皮下组织厚而致密,含有丰富的脂肪组织。解剖时注意寻找皮神经:臀上皮神经,来自第1~3腰神经后支,位于髂嵴上方,由竖脊肌外侧缘浅出,分布于臀上部皮肤;臀内侧皮神经,来自第1~3骶神经后支,沿骶骨外侧缘浅出,分布于臀部内侧和骶骨后面的皮肤;臀下皮神经,来自股后皮神经,绕臀大肌下缘中点向上,分布于臀下部皮肤。去除臀部浅筋膜。股后区浅筋膜内无重要结构,可直接去除。

3. 解剖深筋膜

臀部深筋膜非常发达,位于臀大肌表面,并发出纤维束至臀大肌内,故不易清理。观察后,可沿肌纤维方向仔细剥离并除去深筋膜。清理过程中注意寻找股后皮神经,在臀大肌下缘中点纵行切开深筋膜直达腘窝,于深筋膜深面可寻及该神经。

4. 修洁臀大肌

修洁**臀大肌**上、下缘,沿臀大肌起点约 2 cm 处弧形切开臀大肌。为避免伤及臀大肌深面的血管、神经,可在未切断前以手指或刀柄分别自该肌的上、下缘伸入肌的深面,尽可能作钝性分离,边分边切。臀大肌切开后,向外侧翻起,可见臀上动、静脉的浅支和臀下动、静脉和神经。查看臀大肌与股骨大转子间有无滑液囊存在。

5. 解剖出入梨状肌上、下孔的血管和神经

梨状肌是臀部中重要的肌性标志,起自骶骨盆面的外侧,穿经坐骨大孔至臀部,止于股骨大转子尖。修洁该肌上缘,使其与**臀中肌**分离,清理并切断臀中肌中份,翻开即可见到其深面的**臀小肌**。在梨状肌上内侧查看穿经梨状肌上孔的**臀上动、静脉和臀上神经**并修洁之。臀上动脉分为浅、深两支,浅支分布至臀大肌,深支伴臀上神经分布至臀中、小肌。穿经梨状肌下孔的血管、神经中,以**坐骨神经**最为粗大,其内侧为**股后皮神经**,再内侧为**臀下动、静脉和臀下神经**,分布至臀大肌。依次解剖和修洁这些血管、神经,并保留之。在最内侧解剖出**阴部内动、静脉和阴部神经**,可见其出梨状肌下孔后立即进入坐骨小孔,然后行向坐骨肛门窝至会阴部,可不必追踪。

6. 观察坐骨神经及其深面结构

注意观察坐骨神经穿出部位是否存在变异,常见的变异有以单干穿梨状肌,以两根夹持梨状肌,及一支由梨状肌穿出,另一支由梨状肌下孔穿出。清理坐骨神经周围结缔组织,可见其自梨状肌下孔穿出后,在坐骨结节与股骨大转子连线中点偏内侧下行,其中在臀大肌下缘与股二头肌长头之间位置表浅。在臀部,坐骨神经的深面由上而下有上孖肌、闭孔内肌腱、下孖肌和**股方肌**。

7. 观察股后区的肌、血管和神经

半腱肌和**半膜肌**位于内侧,**股二头肌**位于外侧。半腱肌、半膜肌和股二头肌长头共同起自坐骨结节,股二头肌短头起自股骨后面,向下止于胫、腓骨,3肌均由坐骨神经支配。分别修洁上述3肌,清理坐骨神经时尽量保留肌支。股后区营养血管来自股深动脉发出的穿动脉,注意查看穿动脉的数目及其穿经短收肌和大收肌及营养大腿肌后群的情况。

四、腘窝和小腿后区

1. 皮肤切口

尸体取俯卧位,依次作以下切口。

(1)**上切口** 在股骨内、外侧髁水平经腘窝下角作一横切口。

(2)**下切口** 在内、外踝水平过踝关节后方作一横切口。

(3)**纵切口** 经上、下切口中点的连线作一纵切口,直达足跟。

将腘窝和小腿后区的皮肤翻向两侧,足跟部皮肤尽量向两侧翻开。注意下切口不宜过深。

2. 解剖浅筋膜内结构

在外踝后下方解剖出**小隐静脉**及与之伴行的**腓肠神经**(由胫神经和腓总神经的分支所组成),向上追踪直至穿入腘筋膜。清理小腿后区和腘窝的浅筋膜,注意保护好小隐静脉和腓肠神经,并在小腿后面中、下份观察小隐静脉与深静脉间有无穿支交通以及大、小隐静脉间有无吻合支。

3. 解剖深筋膜

切开腘筋膜,在小隐静脉末端附近可见1~2个腘浅淋巴结,可直接除去。沿腓肠神经向上追踪,在深筋膜深面可找到腓肠内侧皮神经(起自胫神经),在腓骨头后方约5 cm处找到腓肠外侧皮神经(起自腓总神经),二者在小腿后区下部吻合形成腓肠神经,继而穿出深筋膜。修整并除去腘窝和小腿后区的深筋膜。

4. 解剖腘窝及其内容物

腘窝上内侧界为半腱肌和半膜肌,上外侧界为股二头肌,下内、外侧界分别为腓肠肌内、外侧头;窝底由股骨腘面、膝关节囊后部及腘斜韧带、腘肌及其筋膜构成。腘窝的内容物由浅至深为胫神经、腘静脉和腘动脉,此外还有腓总神经和腘深淋巴结等。

(1)**解剖腓总神经和胫神经** 清理股二头肌内侧缘,找出腓总神经,追踪至腘窝外侧角处,可见其在腓骨小头下方绕腓骨颈外侧,向前至小腿前外侧区。在腘窝正中线清理**胫神经**,可见其发出分支至小腿三头肌。

(2)**解剖腘静脉和腘动脉** 用木枕垫在踝关节前方或将足拉出解剖台边,使小腿诸肌松弛。清理腓肠肌内、外侧头,以刀柄插入其深面,使之与深面的肌相分开。从腓肠肌内、外侧头起点以下 5 cm 处(胫神经分支穿入点以下)切断并下翻,然后小心切开包被腘血管的筋膜鞘,暴露**腘静脉**并拉向一侧,即可见其深面的**腘动脉**。

腘动脉除发出肌支外,还发出 5 个关节支,参与构成膝关节动脉网。

①**膝中动脉**:从本干垂直穿入关节囊。

②**膝上内侧动脉**:由腘动脉上份发出,绕股骨内侧髁转向膝关节前方。

③**膝上外侧动脉**:由腘动脉上份发出,绕股骨外侧髁转向膝关节前方。

④**膝下内侧动脉**:沿腘肌上缘斜行向下,绕过胫骨内侧髁下方,再穿向前方。

⑤**膝下外侧动脉**:起自主干外侧,穿腓侧副韧带深面,水平绕向前方。

注意查找腘血管周围的腘深淋巴结。

5. 解剖小腿后区结构

(1)**查看并清理小腿三头肌** 此前已将腓肠肌肌腹下翻,暴露出**比目鱼肌**,可见其上缘有一呈倒"U"形的腱弓,仔细解剖并观察穿过腱弓的结构,可见胫神经位置最表浅,偏向内侧,胫后动、静脉位于神经的深面。

(2)**解剖小腿后群深层肌** 沿腱弓切断比目鱼肌在胫骨上的起点并翻向外侧(注意不要伤及深面的血管和神经),可见浅、深层肌间存有小腿深筋膜隔。此隔向下至踝关节外侧形成腓骨肌支持带(约束腓骨长、短肌腱),在内踝下方形成屈肌支持带(分裂韧带),观察后清除之。切开腘肌表面的筋膜,暴露**腘肌**。辨认位于中间的**胫骨后肌**、胫侧的**趾长屈肌**和腓侧的**蹞长屈肌**,注意三者在内踝上、下位置关系的变化。

(3)**清理并追踪胫后动、静脉和胫神经** 腘动脉在腘肌下缘分为胫前、后动脉。解剖胫前动脉及与之伴行的静脉至穿小腿骨间膜处。**胫后动、静脉**与胫神经伴行,沿胫骨后肌浅面向下,经屈肌支持带深面至足底。在胫后动脉起点稍下方寻找**腓动脉**及与之伴行的静脉,沿腓骨内侧缘向下追踪至腓骨肌支持带深面。腓动脉是胫后动脉最大的分支,大部分为蹞长屈肌覆盖,沿途发出分支营养邻近肌、腓骨和踝关节。观察胫神经在小腿后区的分支,向下追踪至屈肌支持带深面。

6. 解剖踝管及其内容

踝管是小腿后区与足底的通道。小腿与足的感染经踝管可相互蔓延。在内踝与跟骨之间切开屈肌支持带,打开踝管。观察支持带向深面发出的纤维隔和形成的 4 个骨纤维管,可见由前向后依次有胫骨后肌腱、趾长屈肌腱、胫后血管及胫神经、蹞长屈肌腱通过。

五、足背

1. 皮肤切口

尸体取仰卧位,依次作以下切口。

(1) **上切口** 在内、外踝水平经踝关节前方作一横切口。

(2) **下切口** 沿足趾根部在趾蹼背侧作一横切口达足背内、外侧缘。

(3) **纵切口** 经上、下切口中点的连线作一纵切口,直达第3趾尖。

将足背部皮肤翻向两侧。注意:皮肤切开要浅,剥皮要薄,切勿损伤浅筋膜内的浅静脉和皮神经。

2. 解剖浅筋膜内的结构

在足背浅筋膜内找出**足背静脉弓**(或静脉网)。从弓的内侧端清理出大隐静脉起始段及与之伴行的隐神经,从弓的外侧端清理出小隐静脉及与之伴行的腓肠神经终支,即足背外侧皮神经。在足背中央清理出腓浅神经终支,即足背内侧皮神经和足背中间皮神经。在第1、2趾蹼处的浅筋膜内寻找腓深神经的终末支。

3. 解剖深筋膜

清理浅筋膜后,暴露足背深筋膜并清除。

4. 解剖足背深层结构

清理拇长伸肌腱和趾长伸肌腱,找出其深面的**拇短伸肌**和**趾短伸肌**,在两肌近侧端切断并翻向远侧。在踝关节前方找出腓深神经,此神经在踝关节下方分成内、外两支,分布于足背肌及第1、2趾相对缘的皮肤。再找出与腓深神经伴行的足背动、静脉,追踪足背动脉至第1跖间隙近侧端,寻找其发出的第1跖背动脉和足底深支。

六、足底

1. 皮肤切口

尸体取俯卧位,在踝前垫一木枕或将足拉出解剖台边,使足底朝上。依次作以下切口。

(1) **纵切口** 自足跟沿着足底正中线纵切至第3趾的趾端。

(2) **横切口** 自足底外侧缘沿趾根横切至足底内侧缘。

剥离足底皮肤,可见足底皮肤及浅筋膜很厚,尤以足部支持体重的3个支点即足跟、拇趾根部及足底外侧最为明显。

2. 解剖浅筋膜

修去浅筋膜。注意:浅筋膜内的脂肪及纤维束致密,趾蹼处横行纤维十分发达。

3. 解剖深筋膜

足底深筋膜分为两层，浅层覆盖在足底肌表面，可分内侧部、中间部和外侧部3部。内侧部最薄，覆于蹈展肌表面；外侧部较厚，覆于小趾展肌表面；中间部最厚，称足底腱膜（跖腱膜），呈三角形，向前分裂成5束，分别终于5趾，并向足底深部发出2个肌间隔（内侧肌间隔附于第1跖骨，外侧肌间隔附于第5跖骨），将足底分为足底内侧、中间和外侧3个骨筋膜鞘。修去内、外侧部，保留足底腱膜，注意勿伤及深面结构。在趾蹼处沿间隙纵向切开足底腱膜，用解剖镊清除脂肪组织，在趾间隙内找到通向趾部的血管和神经。足底深筋膜的深层又称骨间跖侧筋膜，覆于跖骨和骨间肌的跖面。

4. 解剖足底浅层肌及血管和神经

在跟骨前方5 cm处横断足底腱膜，切断内、外侧肌间隔，向远侧翻起（注意保护深面结构），暴露出足底浅层肌，由内侧向外侧可见**蹈展肌**、**趾短屈肌**和**小趾展肌**。在前两块肌之间找出足底内侧神经及血管，在后两块肌之间找出足底外侧神经及血管。

5. 解剖足底中层肌及血管和神经

在足底中部切断趾短屈肌，翻向远侧，暴露出蹈长屈肌腱和趾长屈肌腱，可见两肌腱在足底内侧相互交叉。进一步查看**足底方肌**和4个**蚓状肌**。从内侧向外侧修理足底内、外侧神经及血管。足底内侧神经及血管走行于蹈展肌与趾短屈肌之间，足底外侧神经及血管走行于足底方肌的浅面。

6. 解剖足底深层肌及血管和神经

在跟骨结节前方切断足底方肌、趾长屈肌腱和蹈长屈肌腱，翻向远侧，暴露**蹈短屈肌**、**蹈收肌**和**小趾短屈肌**。在足底内侧切断蹈展肌起点，翻向远侧，暴露胫骨后肌腱。在足底外侧切断小趾展肌止点，翻向近侧，暴露腓骨长肌腱。查看两肌腱的止点。切断蹈收肌斜头和横头起点，翻向远侧，暴露出足底动脉弓、足底外侧神经深支以及3个骨间足底肌和4个骨间背侧肌。

（张媛媛　任振华）

练习题

第一章 头 部

一、填图题

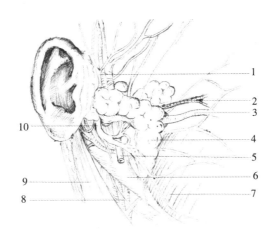

图 1-1 腮腺及穿经腮腺的结构

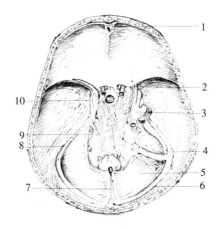

图 1-2 小脑幕及颅底的神经、血管

二、名词解释

1. 翼点

2. 咬肌间隙

3. 翼下颌间隙

4. 头皮

5. 蝶鞍区

6. 小脑幕切迹

三、单项选择题

1. 下列结构中,不属于头部与颈部分界线上的是(　　)。
    A. 下颌骨下缘　　　　　　　B. 下颌角
    C. 乳突尖端　　　　　　　　D. 外耳门下缘
    E. 枕外隆凸

2. 下列关于表情肌的描述中,正确的是(　　)。
    A. 包括面肌与咀嚼肌　　　　B. 其运动受下颌神经支配
    C. 其感觉受面神经分支支配　D. 位于浅筋膜深面
    E. 起自颅骨或筋膜,止于皮肤

3. 下列关于腮腺鞘的描述中,正确的是(　　)。

　　A. 薄而疏松　　　　　　　　B. 由气管前筋膜延续而成

　　C. 鞘的浅层薄弱,深层致密　　D. 不深入腺实质内

　　E. 由颈深筋膜浅层延续向上而成

4. 下列关于翼静脉丛的描述中,错误的是(　　)。

　　A. 位于翼内、外肌与颞肌之间

　　B. 向浅面经面深静脉与面静脉交通

　　C. 深面经卵圆孔和破裂孔导血管与颅内海绵窦交通

　　D. 其汇入的面静脉缺乏静脉瓣

　　E. 仅收纳与上颌动脉翼腭窝段的分支伴行的静脉

5. 下列关于腱膜下疏松结缔组织的描述中,错误的是(　　)。

　　A. 该层又称腱膜下间隙

　　B. 头皮借该层与颅骨外膜疏松结合

　　C. 颅顶的血管和神经主要位于该层内

　　D. 该间隙内有导静脉通过

　　E. 该间隙内的血肿可广泛蔓延至全颅顶

6. 下列关于垂体窝的描述中,正确的是(　　)。

　　A. 后方是鞍结节　　　　　　B. 两侧是颈静脉沟

　　C. 底与筛窦相邻　　　　　　D. 前方为岩上窦

　　E. 容纳脑垂体

7. 下列关于脑膜中动脉的描述中,正确的是(　　)。

　　A. 为上颌动脉第 3 段的分支

　　B. 经卵圆孔入颅腔

　　C. 在颅内分为前、中、后 3 支,主要分布于颞顶区内面的硬脑膜

　　D. 其分支经下颌孔入下颌管

　　E. 脑膜中动脉主干经过前垂直线与下水平线的交点

8. 除脊髓外,通过枕骨大孔的结构还有(　　)。

　　A. 左、右椎动脉和副神经的脊髓根

　　B. 仅有左、右椎动脉

　　C. 仅有副神经脊髓根

　　D. 没有其他结构

　　E. 以上都不对

四、多项选择题

1. 下列关于头面部的孔或裂中通过结构的描述中,正确的是(　　)。
   A. 眶上孔或眶上切迹内通过额神经的主要末梢支
   B. 茎乳孔内通过面神经
   C. 颏孔内通过颏神经
   D. 下颌孔内通过下牙槽神经、动脉
   E. 经眶下孔的眶下神经为上颌神经分支

2. 经过腮腺上缘的结构有(　　)。
   A. 颞浅动脉　　　　　　　　B. 颞浅静脉
   C. 耳颞神经　　　　　　　　D. 面神经颊支
   E. 腮腺导管

3. 下列关于耳颞神经的描述中,正确的是(　　)。
   A. 是下颌神经的分支
   B. 多以两根环绕脑膜中动脉后合成干
   C. 常与颞浅动脉伴行
   D. 经下颌颈外侧穿入腮腺鞘
   E. 分布于颞区的皮肤

4. 眶上裂处的肿瘤可压迫损伤的结构是(　　)。
   A. 滑车神经　　　　　　　　B. 动眼神经
   C. 嗅神经　　　　　　　　　D. 展神经
   E. 上颌神经

5. 小脑幕切迹上方与其紧邻的结构是(　　)。
   A. 视交叉　　　　　　　　　B. 滑车神经
   C. 大脑枕叶　　　　　　　　D. 海马旁回
   E. 海马旁回钩

五、简答题

1. 简述面部浅层静脉的形态特点。

2. 简述面神经的颅外分段特点。

3. 什么是"腮腺床"？穿过腮腺的结构有哪些？

4. 简述额顶枕区软组织的层次结构及特点。

5. 简述颞区软组织的层次结构及特点。

6. 简述垂体的位置、毗邻及其临床意义。

7. 简述海绵窦的位置、内容及交通。

8. 穿行及毗邻枕骨大孔的结构有哪些？

六、绘图题

1. 绘制"经腮腺和面侧区的横断面（下面观）"简图，并标注以下结构：下颌支、腮腺管、咬肌、下颌后静脉、颈外静脉、面神经、副神经、颈内静脉、腮腺、迷走神经、颈内动脉、舌下神经、茎突、咽旁间隙、翼内肌。

2. 绘制"颅顶的层次（冠状切面）"简图，并标注以下结构：皮肤、浅筋膜、帽状腱膜、腱膜下疏松结缔组织、颅骨外膜、板障、上矢状窦、蛛网膜粒。

（庞　刚）

第二章 颈 部

一、填图题

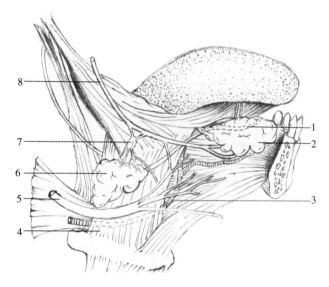

图 2-1 下颌下三角内容

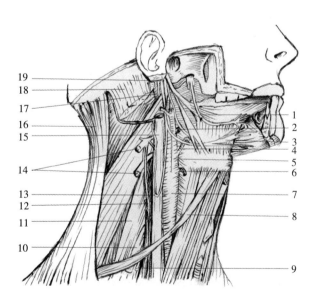

图 2-2 颈动脉三角内容

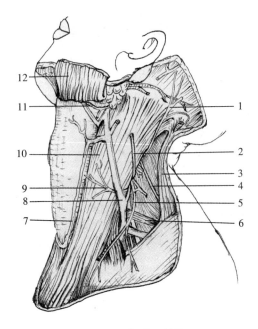

图 2-3 颈部浅层结构

二、名词解释

1. 颈部神经点

2. 锁骨上大窝

3. 颈动脉窦

4. 静脉角

5. Virchow 淋巴结

三、单项选择题

1. 颈丛皮支阻滞麻醉点常选在（　　）。
   A. 胸锁乳突肌前缘上、中 1/3 交界处　B. 胸锁乳突肌后缘上、中 1/3 交界处
   C. 胸锁乳突肌前缘中点　　　　　　　D. 胸锁乳突肌后缘中点
   E. 斜方肌前缘中点

2. 下列结构中，不属于颈外动脉分支的是（　　）。
   A. 甲状腺下动脉　　　　　　　　　B. 甲状腺上动脉
   C. 颞浅动脉　　　　　　　　　　　D. 舌动脉
   E. 面动脉

3. 支配颈阔肌的神经是（　　）。
   A. 耳大神经　　　　　　　　　　　B. 枕小神经
   C. 颈横神经　　　　　　　　　　　D. 锁骨上神经
   E. 面神经颈支

4. 膈神经在颈根部位于（　　）。
   A. 前斜角肌前面　　　　　　　　　B. 中斜角肌前面
   C. 前斜角肌深面　　　　　　　　　D. 中斜角肌后面
   E. 椎前筋膜浅面

5. 包绕胸锁乳突肌、斜方肌的颈筋膜是（　　）。
   A. 颈部浅筋膜　　　　　　　　　　B. 颈筋膜浅层
   C. 气管前层　　　　　　　　　　　D. 椎前层
   E. 颈筋膜深层

6. 胸导管常注入（　　）。
   A. 左头臂静脉　　　　　　　　　　B. 左静脉角
   C. 左颈外静脉　　　　　　　　　　D. 右静脉角
   E. 右颈外静脉

7. 位于气管食管沟的神经是（　　）。
   A. 迷走神经　　　　　　　　　　　B. 颈交感干
   C. 喉返神经　　　　　　　　　　　D. 喉上神经
   E. 喉下神经

8. 若甲状腺功能亢进症患者行甲状腺手术治疗后出现手足抽搐的症状，则手术中可能（　　）。
   A. 甲状腺切除过多　　　　　　　　B. 损伤了喉返神经
   C. 甲状腺切除太少　　　　　　　　D. 切除了甲状旁腺
   E. 损伤了迷走神经

9. 右锁骨下静脉穿刺时,病人胸闷、出虚汗,然后呼吸困难,术中可能损伤( )。
   A. 臂丛　　　　　　　　　　　B. 迷走神经
   C. 胸膜顶　　　　　　　　　　D. 膈神经
   E. 血管

四、多项选择题

1. 固有颈部可分为( )。
   A. 颈前区　　　　　　　　　　B. 胸锁乳突肌区
   C. 颈外侧区　　　　　　　　　D. 颈后区
   E. 项部

2. 甲状腺手术时,通过下述哪些层次到达甲状腺( )。
   A. 皮肤、浅筋膜　　　　　　　B. 颈筋膜浅层
   C. 颈筋膜深层　　　　　　　　D. 舌骨下肌群
   E. 气管前筋膜

五、简答题

1. 简述斜角肌间隙的构成、穿经结构以及前斜角肌的毗邻。

2. 简述颈动脉三角的境界、层次和内容。

3. 简述下颌下三角的境界、层次和内容。

4. 简述甲状腺的动脉与喉的神经之间的关系及其临床意义。

5.简述颈动脉鞘的位置、内容及其相互位置关系。

6.简述椎动脉三角的境界和内容。

7.简述常规气管切开术时,由浅入深需要经过的层次。

8.简述颈深筋膜的层次及结构特点。

9.简述颈根部的范围及内容。

六、绘图题

1.绘制"颈部分区"简图,并标注以下结构:下颌下三角、颏下三角、颈动脉三角、肌三角、枕三角、锁骨上三角、二腹肌前腹、二腹肌后腹、胸锁乳突肌、舌骨、肩胛舌骨肌。

2.绘制"甲状腺的动脉及喉的神经"简图,并标注以下结构:喉上神经、喉上动脉、甲状腺上动脉、迷走神经、颈总动脉、喉返神经、甲状腺下动脉、甲状颈干、锁骨下动脉、颈内静脉。

3.绘制"颈根部"简图,并标注以下结构:颈交感干、椎动脉、胸膜顶、臂丛、胸导管、膈神经、胸廓内动脉、锁骨下动脉、锁骨下静脉、迷走神经、静脉角。

(邓雪飞)

第三章 胸 部

一、填图题

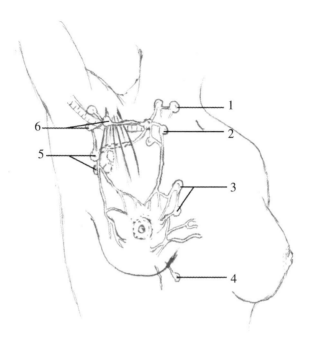

图 3-1 乳房的淋巴回流

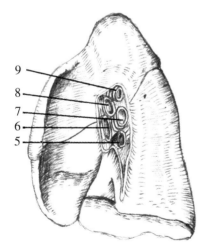
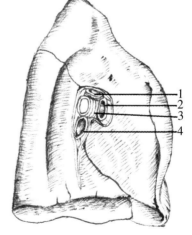

图 3-2 肺根结构

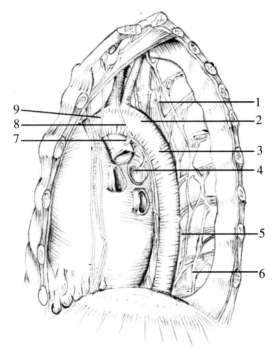

图 3-3　纵隔左侧面观

二、名词解释

1. 乳房后隙

2. 肋膈隐窝

3. 食管上三角

4. 心包横窦

三、单项选择题

1. 在乳腺癌根治手术后,出现"翼状肩胛"畸形是因为术中损伤了(　　)。
   A. 肋间臂神经　　　　　　　B. 胸背神经
   C. 胸外侧神经　　　　　　　D. 胸长神经
   E. 肩胛背神经

2. 下列结构中,不属于食管前方的毗邻结构的是(　　)。
   A. 气管　　　　　　　　　　B. 左主支气管
   C. 左心房　　　　　　　　　D. 膈
   E. 奇静脉

3. 肺手术切除肺韧带时,必须注意保护的是(　　)。
   A. 下叶支气管　　　　　　　B. 肺动脉
   C. 左、右肺下静脉　　　　　D. 迷走神经
   E. 心包膈动脉

4. 下列结构中,位于中纵隔内的是(　　)。
   A. 迷走神经　　　　　　　　B. 胸主动脉
   C. 膈神经　　　　　　　　　D. 左、右主支气管
   E. 头臂静脉

5. 在后纵隔内可见(　　)。
   A. 食管、奇静脉、胸主动脉和主动脉弓
   B. 食管、胸导管、胸主动脉和主动脉弓
   C. 食管、胸导管、胸主动脉和胸腺
   D. 食管、奇静脉、胸主动脉和胸导管
   E. 食管、奇静脉、胸主动脉和喉返神经

6. 下列关于奇静脉的描述中,正确的是(　　)。
   A. 起自左腰升静脉　　　　　B. 收集左肋间后静脉
   C. 收集食管静脉　　　　　　D. 注入下腔静脉
   E. 注入右心房

7. 左迷走神经走行于(　　)。
   A. 肺门前方　　　　　　　　B. 前纵隔
   C. 中纵隔　　　　　　　　　D. 食管前方
   E. 食管后方

四、多项选择题

1. 平对胸骨角的结构有(　　)。
   A. 第2肋　　　　　　　　　B. 主动脉弓起止处
   C. 气管杈　　　　　　　　　D. 左主支气管与食管交叉处
   E. 第4胸椎体下缘

2. 下列关于食管胸部的描述中，正确的是（　　）。

　　A. 位于上纵隔的后部和后纵隔内

　　B. 向下与迷走神经前、后干共同穿食管裂孔

　　C. 与胸主动脉有交叉关系

　　D. 上段位于胸主动脉右侧

　　E. 下段位于胸主动脉左侧

3. 奇静脉收集的血液包括（　　）。

　　A. 右肋间后静脉　　　　　　B. 食管静脉

　　C. 支气管静脉　　　　　　　D. 半奇静脉

　　E. 右肌膈静脉

五、简答题

1. 简述膈的薄弱区及其临床意义。

2. 简述动脉导管三角的构成及其内容物。

3.简述食管静脉的构成和回流。肝门静脉高压的患者为何会出现呕血?

4.简述心包窦的位置和临床意义。

5.某患者因吃饭时被鱼刺卡住食管,大量吐血,被诊断为食管异物刺破主动脉。试述其解剖学基础。

六、绘图题

1. 绘制"肋间后血管、肋间神经和胸交感干"简图,并标注以下结构:肋间后动脉、肋间后静脉、肋间神经、交感干神经节、交感干、灰交通支、白交通支。

2. 绘制"奇静脉及其属支和胸导管"简图,并标注以下结构:胸导管、副半奇静脉、半奇静脉、上腔静脉、右淋巴导管、左腰干、右腰干、肠干、乳糜池。

(焦 轶)

第四章 腹 部

一、填图题

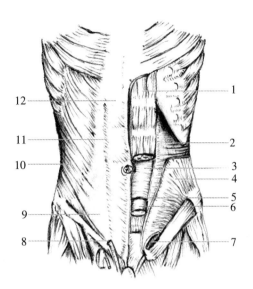

图 4-1 腹前外侧壁浅层肌

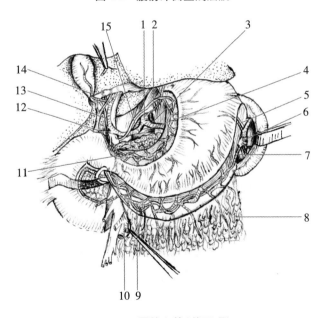

图 4-2 胃的血管(前面观)

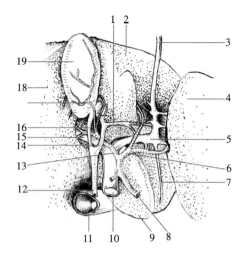

图 4-3　肝门及肝蒂

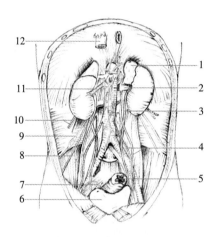

图 4-4　腹膜后隙内的结构

二、名词解释

1. 腹股沟三角

2. 腹直肌鞘

3. 十二指肠悬肌

4. 膈下间隙

5. 胆囊三角

6. 肝胰壶腹

7. McBurney 点

三、单项选择题

1. 走向脐部的浅静脉为（　　）。
   A. 腹壁浅静脉　　　　　　　B. 附脐静脉
   C. 旋髂浅静脉　　　　　　　D. 股内侧浅静脉
   E. 阴部外浅静脉

2. 下列关于腹股沟管浅环的描述中，正确的是（　　）。
   A. 位于耻骨结节外上方　　　B. 由腹内斜肌腱膜形成
   C. 是腹股沟管内口，呈卵圆形　D. 正对腹股沟外侧窝
   E. 位于腹外斜肌腱膜浅面

3. 在弓状线以下，腹直肌后面紧贴（　　）。
   A. 腹膜下筋膜　　　　　　　B. 壁腹膜
   C. 腹横肌腱膜　　　　　　　D. 腹内斜肌
   E. 腹横筋膜

4. 下列结构中，参与构成腹股沟镰的腱膜是（　　）。
   A. 腹直肌鞘　　　　　　　　B. 腹外斜肌
   C. 腹内斜肌　　　　　　　　D. 腹直肌
   E. 腰方肌

5. 大网膜前2层和后2层愈着形成（　　）。
   A. 肝胃韧带　　　　　　　　B. 肝十二指肠韧带
   C. 胃结肠韧带　　　　　　　D. 胃脾韧带
   E. 脾膈韧带

6. 下列关于网膜囊的描述中,错误的是（　　）。
   A. 是一个密闭的腔隙
   B. 位于胃的后面和胰的前面
   C. 左侧为胃脾韧带、脾肾韧带及脾门所封闭
   D. 上可达膈的下面和肝的后面
   E. 下界为胃结肠韧带

7. 下列关于 Treitz 韧带的描述中,错误的是（　　）。
   A. 由肌组织和纤维组织共同构成　　B. 上端起自右膈脚
   C. 下端附着于十二指肠空肠曲　　　D. 有固定十二指肠水平部的作用
   E. 为空肠起始部的标志

8. 肝右叶下面的毗邻结构是（　　）。
   A. 食管腹段　　　　　　　　　　　B. 胃小弯
   C. 胃体　　　　　　　　　　　　　D. 十二指肠上部
   E. 胃大弯

9. 下列结构中,不经过肝门的是（　　）。
   A. 肝固有动脉　　　　　　　　　　B. 肝静脉
   C. 肝门静脉　　　　　　　　　　　D. 左、右肝管
   E. 肝神经丛

10. 肝蒂内结构在肝门处的前后排列关系是（　　）。
    A. 肝左、右管在前方　　　　　　　B. 肝固有动脉在前方
    C. 肝门静脉在前方　　　　　　　　D. 肝门静脉在中间
    E. 肝静脉在后方

11. 下列关于胆总管的描述中,正确的是（　　）。
    A. 由肝左、右管汇合而成
    B. 下行于肝门静脉的左前方
    C. 斜穿十二指肠降部中份的后外侧壁,与胰管汇合成肝胰壶腹
    D. 管壁不易扩张
    E. 下行于胰头后份的胆总管沟内

12. 下列关于脾的描述中,正确的是（　　）。
    A. 位于左季肋区的肋弓深处
    B. 后上端平左第 10 肋的上缘
    C. 长轴与左第 11 肋平行
    D. 有 4 条韧带固定,故其位置不随呼吸而变化
    E. 脏面与肝相贴

13. 下列关于肝门静脉的描述中,错误的是(　　)。
    A. 通常主要由肠系膜上静脉与脾静脉汇合而成
    B. 其后方与下腔静脉相邻
    C. 经由胰颈后方上行
    D. 在肝门内分为左、右支
    E. 为营养肝脏的血管

14. 下列关于横结肠的描述中,错误的是(　　)。
    A. 呈下垂的弓形横过腹腔中部
    B. 为腹膜内位器官
    C. 左曲较右曲为低
    D. 系膜根附着于十二指肠降部、胰和左肾的前面
    E. 上方与肝、胃相邻

15. 下列关于左肾的描述中,正确的是(　　)。
    A. 上部前方为肝右叶　　　B. 内侧为十二指肠降部
    C. 下端平第3腰椎　　　　D. 中部为胰横过
    E. 第十二肋斜过后面的上部

16. 下列结构中,由腹腔干直接发出的是(　　)。
    A. 胃网膜左动脉　　　　B. 胃网膜右动脉
    C. 胃右动脉　　　　　　D. 胃左动脉
    E. 胃短动脉

17. 下列关于肠系膜上动脉的描述中,正确的是(　　)。
    A. 多在第2腰椎水平起于腹主动脉前壁
    B. 向前下由胰颈下缘左侧穿出
    C. 跨十二指肠水平部前方,入肠系膜走向左下
    D. 向左发出空、回肠动脉各1条
    E. 向右发出胰十二指肠上动脉

四、多项选择题

1. 下列结构中,位于右髂区内的有(　　)。
    A. 膀胱　　　　　　　　B. 盲肠
    C. 右肾下部　　　　　　D. 阑尾
    E. 回肠末端

2. 下列结构中,参与构成网膜囊前壁的有(　　)。
    A. 胃结肠韧带　　　　　B. 小网膜
    C. 横结肠　　　　　　　D. 胃后壁
    E. 覆盖在胰表面的腹膜

3. 下列关于胃的描述中,正确的是( )。

 A. 胃大部分位于左季肋区,小部分位于腹上区

 B. 贲门位于第 11 胸椎左侧

 C. 幽门位于第 1 腰椎右侧

 D. 幽门部分为左侧的幽门管和右侧的幽门窦

 E. 胃前壁与膈、肝、腹前壁相邻

4. 下列关于肝的毗邻的描述中,正确的是( )。

 A. 肝上面隔膈与右肋膈隐窝、右肺底和心相邻

 B. 肝膈面在两侧肋弓间的部分与腹前壁相贴

 C. 肝下面与右肾、右肾上腺、十二指肠上部和结肠右曲等相邻

 D. 肝下面的前方有胆囊和下腔静脉

 E. 肝下面的后方有肝圆韧带和静脉韧带

5. 下列关于胰的描述中,正确的是( )。

 A. 横过第 1、2 腰椎前方   B. 属腹膜间位器官

 C. 胰头后面有胆总管下行   D. 胰体后面有肝门静脉

 E. 胰管起自胰尾,横贯胰腺全长

6. 肝门静脉的属支有( )。

 A. 肾静脉   B. 肠系膜下静脉

 C. 附脐静脉   D. 胃右静脉

 E. 脾静脉

7. 下列关于肾门的描述中,正确的是( )。

 A. 有肾血管、肾盂、神经和淋巴管等出入

 B. 其边缘称为肾唇

 C. 在腹前壁的体表投影位于第 9 肋前端

 D. 在腹后壁的体表投影位于第 11 肋与竖脊肌外缘的交角处

 E. 平第 12 胸椎水平

8. 下列关于肾的被膜的描述中,正确的是( )。

 A. 肾前、后筋膜在肾下方互不融合   B. 肾后筋膜在内侧附着于椎体和椎间盘

 C. 肾筋膜与纤维囊不相连   D. 脂肪囊在肾的前面较发达

 E. 纤维囊易从肾表面剥离

9. 腹腔干营养的器官有( )。

 A. 肝和胆   B. 胰和脾

 C. 胃   D. 肾

 E. 十二指肠

10. 脾动脉的分支有（　　）。
   A. 胃右动脉　　　　　　　B. 胃网膜左动脉
   C. 胃短动脉　　　　　　　D. 胃网膜右动脉
   E. 胆囊动脉

五、简答题

1. 腹前外侧壁的肌肉层次如何？它们的腱膜各形成了哪些结构？

2. 简述腹股沟管的位置、构成和内容。

3. 根据解剖知识，如何鉴别腹股沟斜疝和直疝？

4. 简述胃的动脉来源及行程。

5. 简述肝的位置与毗邻。

6. 简述肝外胆道的组成。

六、绘图题

1. 绘制"腹直肌鞘在弓状线上、下的断面"简图,并标注以下结构:腹外斜肌、腹内斜肌、腹横肌、腹直肌、腹横筋膜、壁腹膜、白线、半月线、腹膜外组织。

2. 绘制"胆囊与肝外胆道"简图,并标注以下结构:胆囊底、胆囊体、胆囊颈、胆囊管、肝总管、胆总管、胰管、肝胰壶腹、十二指肠。

(梁 亮)

第五章 盆部与会阴

一、填图题

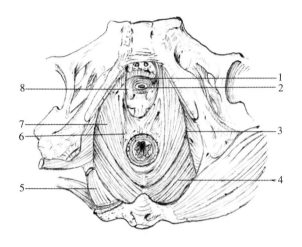

图 5-1 盆底肌

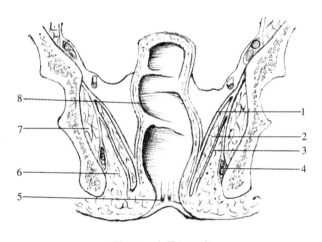

图 5-2 坐骨肛门窝

二、名词解释

1. 盆膈和尿生殖膈

2. 会阴

3. 会阴中心腱

三、单项选择题

1. 骨盆下口大部分被（　　）。
   A. 盆壁肌所封闭
   B. 尿生殖膈所封闭
   C. 臀大肌、臀中肌及臀小肌所封闭
   D. 盆底肌及其筋膜所封闭
   E. 盆脏筋膜所封闭

2. 下列结构中，不属于肛提肌的是（　　）。
   A. 尾骨肌   B. 髂尾肌
   C. 前列腺提肌   D. 耻骨直肠肌
   E. 耻尾肌

3. 下列关于输尿管的描述中，错误的是（　　）。
   A. 右侧输尿管跨越髂内动脉起始段的前方入盆腔
   B. 左侧输尿管跨越髂总动脉末段的前方入盆腔
   C. 子宫动脉从其前上方经过
   D. 经闭孔神经、血管的内侧前行
   E. 绕输精管后方穿入膀胱壁

四、多项选择题

1. 直肠指检能触及的结构有（　　）。
   A. 前列腺   B. 肛门外括约肌间沟
   C. 精囊   D. 子宫颈
   E. 子宫体下部

2. 下列关于尿生殖膈的描述中，正确的是（　　）。
   A. 为盆膈的一部分
   B. 内有会阴深横肌和尿道括约肌
   C. 上、下面有筋膜覆盖
   D. 有直肠通过
   E. 前份形成会阴横韧带

3. 下列关于产科会阴的描述中，正确的是（　　）。
   A. 是指阴道前庭后端与肛门之间的部分
   B. 尿道阴道括约肌是其组成部分
   C. 分娩时此处应加以保护，防止撕裂
   D. 有加固盆底、承托盆内脏器的作用
   E. 由浅入深包括皮肤、筋膜、部分肛提肌和会阴中心腱等

五、简答题

1. 简述坐骨肛门窝的境界与内容物。

2. 简述会阴的境界与分区。

3. 简述会阴浅隙的位置和交通。

4. 简述会阴深隙的构成和内容物。

5. 简述子宫的固定装置及其临床意义。

6. 简述前列腺的被膜配布和临床意义。

7. 简述腹壁层次与阴囊、精索被膜的对应关系。

六、绘图题

1. 绘制"子宫阔韧带"简图,并标注以下结构:卵巢悬韧带、子宫底、子宫体、子宫腔、子宫颈管、子宫口、输卵管、子宫圆韧带、子宫阔韧带、阴道。

2. 绘制"男性会阴深隙的结构"简图,并标注以下结构:尿生殖膈下筋膜、尿道球腺、尿道、阴茎背深静脉、阴茎背动脉、阴茎深动脉、会阴横韧带、阴茎动脉、尿道括约肌。

(方 萌)

第六章 脊柱区

一、填图题

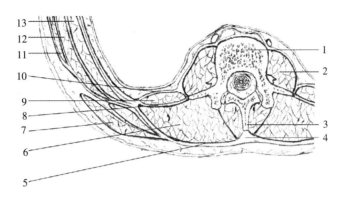

图 6-1 胸腰筋膜

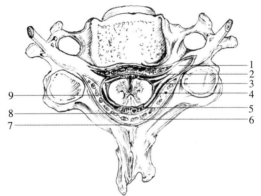

图 6-2 椎管及椎管内容物经第 5 颈椎平面上面观

二、名词解释

1. 腰下三角

2. 硬膜外隙

3. 蛛网膜下隙

4. 终池

三、单项选择题

1. 脊柱区不包括( )。
   A. 骶尾区　　　　　　　　　B. 臀区
   C. 胸背区　　　　　　　　　D. 腰区
   E. 项区

2. 下列关于脊柱区表面解剖的描述中,正确的是( )。
   A. 骶管裂孔是椎管的下口
   B. 骶角在体表不容易触及
   C. 肩胛冈内侧端为肩峰,是肩部的最高点
   D. 两肩胛骨下角的连线平第9胸椎棘突
   E. 以上都不对

3. 某患者右侧腰痛数日,经检查右脊肋角有明显叩击痛。在排除腰肌及脊柱病变的同时,最可能发生病变的脏器是( )。
   A. 肝　　　　　　　　　　　B. 胰
   C. 胆囊　　　　　　　　　　D. 肾
   E. 胆总管

4. 下列关于腰部三角的描述中,错误的是( )。
   A. 腰上三角有时是四边形　　B. 腰下三角对应阑尾和盲肠
   C. 腰上三角中通过髂腹下神经　D. 腰下三角中通过髂腹股沟神经
   E. 两三角均会发生腰疝

5. 下列关于椎间盘的描述中,正确的是( )。
   A. 由透明软骨构成　　　　　B. 中央偏前方有髓核
   C. 易向后外侧突出　　　　　D. 突出症易发生在胸部
   E. 共24个

6. 下列关于脊髓被膜和脊膜腔隙的描述中,正确的是( )。
   A. 脊髓的表面包有三层被膜
   B. 各层膜间及硬脊膜与椎管骨膜间均存在腔隙
   C. 脊膜腔隙由外向内依次有硬膜外隙、硬膜下隙和蛛网膜下隙
   D. 椎内静脉丛位于硬膜外隙
   E. 以上都对

四、多项选择题

1. 下列关于胸腰筋膜的描述中,正确的有( )。
   A. 浅层位于竖脊肌的表面　　B. 中层位于竖脊肌与腰方肌之间
   C. 深层位于腰方肌的前面　　D. 浅层与中层形成竖脊肌鞘
   E. 中层与深层形成腰方肌鞘

2. 通过椎间孔的结构有（　　）。
   A. 脊神经　　　　　　　　　　B. 交感神经丛
   C. 椎动脉　　　　　　　　　　D. 椎静脉
   E. 根动脉

3. 参与构成椎管的结构有（　　）。
   A. 椎骨的椎弓板　　　　　　　B. 椎间盘
   C. 黄韧带　　　　　　　　　　D. 棘间韧带
   E. 前纵韧带

4. 下列关于脊髓被膜的描述中，正确的有（　　）。
   A. 硬脊膜上端附于枕骨大孔　　B. 蛛网膜下端与硬脊膜高度一致
   C. 软脊膜下端不超出脊髓的长度　D. 齿状韧带由软脊膜形成
   E. 硬膜下隙含丰富的静脉丛

五、简答题

1. 简述胸腰筋膜的构成及临床意义。

2. 简述脊柱区肌由浅入深的层次。

3. 简述听诊三角的位置、境界和结构特点。

4. 简述腰上三角的境界、内容和临床意义。

5. 简述椎管4壁的构成。

6. 成人腰椎穿刺部位在何处？如何确定？经过的层次结构是哪些？

六、绘图题

1. 绘制"胸腰筋膜"简图，并标注以下结构：腹外斜肌、腹内斜肌、腹横肌、背阔肌、下后锯肌、腰方肌、竖脊肌、腰大肌、胸腰筋膜前层、胸腰筋膜中层、胸腰筋膜后层、第1腰椎、第1腰椎棘突、棘上韧带。

2. 绘制"腰穿部位"简图，并标注以下结构：皮肤、棘上韧带、棘间韧带、硬膜外隙、腰穿进针部位、腰硬膜外隙进针部位、骶骨、终丝、骶管裂孔、硬膜外隙骶管部、第4腰椎棘突、终池、脊髓、蛛网膜下隙。

（苏彦艳）

第七章 上 肢

一、填图题

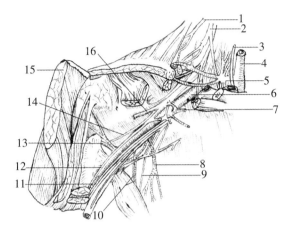

图 7-1 腋窝内容

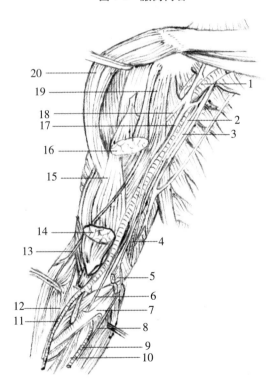

图 7-2 臂前区深层结构

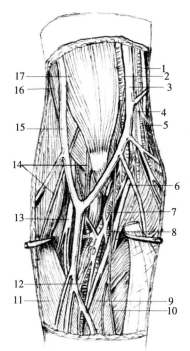

图 7-3 肘前区与前臂前区的浅层结构

二、名词解释

1. 提携角

2. 腋鞘

3. 锁胸筋膜

4. 肱骨肌管

5. 鼻烟窝

6. 指蹼间隙

7. 指髓间隙

三、单项选择题

1. 不参与构成肌腱袖的肌腱是（　　）。
   A. 大圆肌腱　　　　　　　　B. 冈上肌腱
   C. 冈下肌腱　　　　　　　　D. 小圆肌腱
   E. 肩胛骨下肌腱

2. 胸长神经支配的结构是（　　）。
   A. 胸大肌　　　　　　　　　B. 胸小肌
   C. 背阔肌　　　　　　　　　D. 前锯肌
   E. 三角肌

3. 沿胸外侧血管排列的淋巴结是（　　）。
   A. 中央淋巴结　　　　　　　B. 尖淋巴结
   C. 胸肌淋巴结　　　　　　　D. 外侧淋巴结
   E. 肩胛下淋巴结

4. 通过肩关节囊的肌腱是（　　）。
   A. 肱二头肌长头腱　　　　　B. 肱二头肌短头腱
   C. 冈上肌肌腱　　　　　　　D. 冈下肌肌腱
   E. 肩胛下肌肌腱

5. 骨间前神经来源于（　　）。
   A. 肌皮神经　　　　　　　　B. 正中神经
   C. 桡神经　　　　　　　　　D. 尺神经
   E. 腋神经

6. 腕尺侧管内通过的结构是（　　）。
   A. 掌长肌肌腱　　　　　　　B. 尺神经和尺血管
   C. 尺侧腕屈肌腱　　　　　　D. 桡侧腕屈肌腱
   E. 正中神经

7. 下列关于鱼际间隙的描述中,正确的是( )。

    A. 近侧端通前臂屈肌后间隙

    B. 远侧端为盲端

    C. 位于屈肌总腱鞘的深面

    D. 隔掌中隔与掌中间隙相邻

    E. 位于掌外侧隔的深面

8. 掌浅弓位于( )。

    A. 掌腱膜的浅面　　　　　　B. 掌腱膜的深面

    C. 指浅屈肌腱的深面　　　　D. 指深屈肌腱的深面

    E. 蚓状肌的深面

四、多项选择题

1. 通过四边孔的结构是( )。

    A. 肩胛下动脉　　　　　　　B. 旋肩胛动脉

    C. 旋肱后动脉　　　　　　　D. 旋肱前动脉

    E. 腋神经

2. 臂前骨筋膜鞘内含有的结构是( )。

    A. 臂肌前群　　　　　　　　B. 肱动脉和静脉

    C. 正中神经　　　　　　　　D. 腋神经

    E. 尺神经和桡神经的一段

3. 下列关于前臂屈肌后间隙的描述中,正确的是( )。

    A. 在前臂远端1/4段的掌侧　　B. 在指浅、深屈肌腱之间

    C. 内有血管神经通过　　　　D. 内有疏松结缔组织

    E. 与掌中间隙相通

4. 下列关于掌腱膜的描述中,正确的是( )。

    A. 仅为手掌的深筋膜

    B. 呈三角形

    C. 近侧为三角形的尖,与屈肌支持带愈着

    D. 远侧部的纤维分为4束,形成3个指蹼间隙

    E. 指蹼间隙约在腕掌关节处

5. 下列关于腱滑膜鞘的描述中,正确的是( )。

    A. 分脏、壁两层　　　　　　　B. 包绕屈指肌腱

    C. 第2~4指腱滑膜鞘的两端封闭　　D. 小指的腱滑膜鞘远端开放

    E. 形成腱系膜

五、简答题

1. 简述腋窝的境界及内容物。

2. 简述腋窝淋巴结的分群、位置及引流范围。

3. 简述肘窝的位置、境界及内容物。

4. 简述腕伸肌支持带深面骨纤维管道的穿行结构。

5. 简述手掌骨筋膜鞘的组成及内容物。

六、绘图题

1. 绘制"臂后区深层结构"简图,并标注以下结构:小圆肌、三角肌、腋神经、旋肩胛动脉、肱三头肌长头、桡神经、肱深动脉、尺侧上副动脉、尺神经、背阔肌、大圆肌、斜方肌。

2. 绘制"腕前区深层结构"简图,并标注以下结构:尺侧腕屈肌腱、尺神经、尺动脉、掌浅弓、屈肌支持带、桡动脉、桡侧腕屈肌腱、拇长屈肌腱、指深屈肌腱、正中神经。

(孟庆玲)

第八章 下 肢

一、填图题

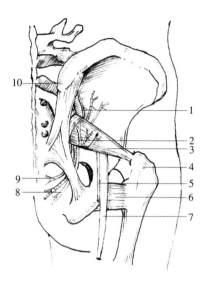

图 8-1 臀部的血管、神经

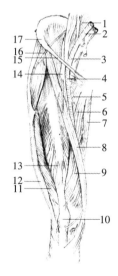

图 8-2 股前内侧区浅层肌及血管、神经

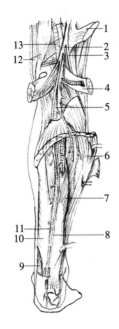

图 8-3　小腿后区的血管和神经

二、名词解释

1. 坐骨大孔和坐骨小孔

2. 隐静脉裂孔和筛筋膜

3. 肌腔隙和血管腔隙

4. 股鞘

5. 股管和股环

6. 收肌腱裂孔

7. 伸肌上、下支持带

三、单项选择题

1. 下列关于大隐静脉的描述中,正确的是( )。
   A. 起自足背静脉弓外侧端　　B. 经内踝后方上行
   C. 注入腘静脉　　D. 注入股静脉前收集五条属支
   E. 在大腿部与隐神经伴行

2. 在腹股沟韧带深面及股三角内,股动脉位于( )。
   A. 股静脉内侧　　B. 股管内侧
   C. 邻近股管　　D. 股神经内侧
   E. 股神经外侧

3. 下列关于坐骨神经的描述中,正确的是( )。
   A. 出骨盆点是髂后上棘与大转子连线中点
   B. 在股后区与股深动脉伴行
   C. 在股后中线居股二头肌长头肌深面
   D. 在股后中线与半腱肌、半膜肌交叉
   E. 坐骨神经干的投影位置为股骨小转子与腘窝上角的连线

4. 下列结构中,不在腘窝内的是( )。
   A. 腘动脉　　B. 小隐静脉
   C. 隐神经　　D. 腓总神经
   E. 胫神经

5. 下列关于小隐静脉的描述中,错误的是( )。
   A. 起自足背静脉弓外侧份　　B. 走行于外踝后方
   C. 与腓肠神经伴行　　D. 在腘窝中央穿入深筋膜
   E. 注入腘静脉

6. 下列关于踝管的描述中,正确的是( )。
   A. 由屈肌支持带与内踝、跟骨围成
   B. 是小腿与足背的通道
   C. 有胫后动、静脉与腓骨长、短肌腱通过
   D. 有腓肠神经和胫神经通过
   E. 有胫骨后肌腱和趾长伸肌腱通过

7. 参与维持足横弓的结构有（　　）。

  A. 胫骨前肌腱   B. 胫骨后肌腱

  C. 趾长屈肌腱   D. 姆长屈肌腱

  E. 姆长伸肌腱

四、多项选择题

1. 通过梨状肌下孔的结构有（　　）。

  A. 臀上神经   B. 坐骨神经

  C. 股后皮神经   D. 阴部神经

  E. 臀下动、静脉

2. 下列关于阔筋膜的描述中，正确的是（　　）。

  A. 是全身最厚和最致密的深筋膜，包绕整个下肢

  B. 特殊结构是髂胫束和隐静脉裂孔

  C. 向股骨发出内、外侧肌间隔

  D. 向股骨发出 3 个肌间隔

  E. 上续臀筋膜，下续腘筋膜

3. 股三角处肿块可能的原因是（　　）。

  A. 股疝   B. 腰椎结核引起的冷脓肿

  C. 腹股沟直疝   D. 腹股沟淋巴结肿大

  E. 股部肿瘤

五、简答题

1. 简述梨状肌上、下孔的构成及通过结构的位置关系。

2. 简述坐骨神经与梨状肌的关系及其临床意义。

3.简述股三角的位置、境界和内容及其临床意义。

4.股疝发生的解剖学基础是什么？为什么股疝易发生嵌顿？简述股疝手术时的注意事项。

5.简述收肌管的位置、构成和内容。

6.简述腘窝的构成、内容及其毗邻关系。

7.简述踝管的构成、通过结构及其临床意义。

8.简述足弓的构成及其临床意义。

六、绘图题

1.绘制"肌腔隙和血管腔隙"简图,并标注以下结构:腹股沟韧带、髂腰肌、股神经、髂耻弓、耻骨梳韧带、髋臼、股动脉、股静脉、股环、腔隙韧带、耻骨肌。

2.绘制"腘窝(浅层)及其内容"简图,并标注以下结构:腘静脉、腘动脉、腓肠内侧皮神经、腓肠外侧皮神经、腓总神经、胫神经、股二头肌、半腱肌、半膜肌、腓肠肌。

(张媛媛 任振华)

参考答案

第一章 头 部

一、填图题

图1-1 腮腺及穿经腮腺的结构

1. 颞浅动、静脉和耳颞神经　2. 面横动脉　　　　3. 腮腺管
4. 腮腺　　　　　　　　　　5. 下颌后静脉　　　　6. 二腹肌后腹
7. 咬肌　　　　　　　　　　8. 舌下神经　　　　　9. 胸锁乳突肌
10. 面神经

图1-2 小脑幕及颅底的神经、血管

1. 上矢状窦　　　　　　　　2. 视神经和颈内动脉　3. 三叉神经节
4. 乙状窦　　　　　　　　　5. 小脑幕　　　　　　6. 横窦
7. 下矢状窦　　　　　　　　8. 岩上窦　　　　　　9. 岩下窦
10. 海绵窦

二、名词解释 略

三、单项选择题 1. D　2. E　3. E　4. E　5. C　6. E　7. E　8. A

四、多项选择题 1. ABCDE　2. ABC　3. ABCE　4. ABD　5. DE

五、简答题 略

六、绘图题 略

第二章 颈 部

一、填图题

图2-1 下颌下三角内容

1. 下颌下腺管　　　　　　　2. 舌下腺　　　　　　3. 舌动脉
4. 舌骨舌肌　　　　　　　　5. 舌下神经　　　　　6. 下颌下腺
7. 下颌下神经节　　　　　　8. 舌神经

图2-2 颈动脉三角内容

1. 舌神经　　　　　　　　　2. 面动脉　　　　　　3. 舌下神经
4. 舌动脉　　　　　　　　　5. 颈外动脉　　　　　6. 甲状腺上动脉

7. 颈总动脉　　　　　　8. 肩胛舌骨肌　　　　　9. 前斜角肌
10. 臂丛　　　　　　　 11. 中斜角肌　　　　　 12. 膈神经
13. 颈袢　　　　　　　 14. 颈神经　　　　　　 15. 颈内静脉
16. 斜方肌　　　　　　 17. 副神经　　　　　　 18. 胸锁乳突肌
19. 迷走神经

图 2-3　颈部浅层结构

1. 枕小神经　　　　　　2. 耳大神经　　　　　　3. 斜方肌
4. 副神经　　　　　　　5. 锁骨上神经　　　　　6. 肩胛舌骨
7. 颈前静脉　　　　　　8. 颈外静脉　　　　　　9. 颈横神经
10. 胸锁乳突肌　　　　 11. 面神经颈支　　　　 12. 颈阔肌

二、名词解释　略

三、单项选择题　1. D　2. A　3. E　4. A　5. B　6. B　7. C　8. D　9. C

四、多项选择题　1. ABC　2. ABDE

五、简答题　略

六、绘图题　略

第三章　胸　部

一、填图题

图 3-1　乳房的淋巴回流

1. 锁骨上淋巴结　　　　2. 尖淋巴结　　　　　　3. 胸骨旁淋巴结
4. 膈上淋巴结　　　　　5. 胸肌淋巴结　　　　　6. 中央淋巴结

图 3-2　肺根结构

1. 左肺动脉　　　　　　2. 左上肺静脉　　　　　3. 左主支气管
4. 左下肺静脉　　　　　5. 右下肺静脉　　　　　6. 右上肺静脉
7. 中间支气管　　　　　8. 右肺动脉　　　　　　9. 右肺上叶支气管

图 3-3　纵隔左侧面观

1. 副半奇静脉　　　　　2. 主动脉弓　　　　　　3. 胸主动脉
4. 左主支气管　　　　　5. 半奇静脉　　　　　　6. 左交感干
7. 动脉韧带　　　　　　8. 左迷走神经　　　　　9. 左膈神经

二、名词解释　略

三、单项选择题　1. D　2. E　3. C　4. C　5. D　6. E　7. D

四、多项选择题　1. ABCDE　2. ABCDE　3. ABCD

五、简答题　略

六、绘图题　略

第四章 腹 部

一、填图题

图 4-1 腹前外侧壁浅层肌

1. 腹直肌
2. 腹横肌
3. 腹直肌鞘后层
4. 腹内斜肌
5. 弓状线
6. 腹横筋膜
7. 精索
8. 腹股沟管浅环
9. 腹外斜肌腱膜
10. 腹外斜肌
11. 半月线
12. 腹直肌鞘前层

图 4-2 胃的血管(前面观)

1. 腹腔干
2. 胃左动脉
3. 脾动脉
4. 腹主动脉
5. 胃短动脉
6. 脾动脉
7. 胃网膜左动脉
8. 大网膜
9. 胃网膜右动脉
10. 肠系膜上动脉
11. 胃右动脉
12. 胃十二指肠动脉
13. 肝固有动脉
14. 胆囊动脉
15. 肝总动脉

图 4-3 肝门及肝蒂

1. 肝左管
2. 肝方叶
3. 肝圆韧带
4. 肝左外叶
5. 肝门静脉左支
6. 肝固有动脉左支
7. 静脉韧带
8. 肝固有动脉
9. 肝尾状叶
10. 肝门静脉
11. 下腔静脉
12. 胆总管
13. 肝固有动脉右支
14. 肝总管
15. 肝门静脉右支
16. 胆囊管
17. 胆囊动脉
18. 肝右叶
19. 胆囊

图 4-4 腹膜后隙内的结构

1. 肾上腺
2. 肾静脉
3. 输尿管
4. 睾丸动、静脉
5. 直肠
6. 膀胱
7. 输精管
8. 髂腹股沟神经
9. 髂腹下神经
10. 肋下动脉、神经
11. 肾动脉
12. 下腔静脉

二、名词解释 略

三、单项选择题

1. A 2. A 3. E 4. C 5. C 6. C 7. D 8. D 9. B 10. A 11. E 12. A 13. E 14. C 15. D 16. D 17. B

四、多项选择题

1. BDE 2. ABD 3. ABCE 4. ABC 5. ACE 6. BCDE 7. ABC 8. ABE 9. ABCE 10. BC

五、简答题 略

六、绘图题 略

第五章 盆部与会阴

一、填图题

图 5-1 盆底肌
1. 尿道括约肌　　2. 尿道　　3. 肛提肌腱弓
4. 髂尾肌　　　　5. 尾骨肌　　6. 耻骨直肠肌
7. 耻尾肌　　　　8. 前列腺提肌

图 5-2 坐骨肛门窝
1. 盆膈上筋膜　　2. 肛提肌　　3. 盆膈下筋膜
4. 阴部管　　　　5. 肛门　　　6. 坐骨直肠窝
7. 闭孔内肌　　　8. 直肠

二、名词解释 略

三、单项选择题 1. D　2. A　3. A

四、多项选择题 1. ABCDE　2. BCE　3. ABCDE

五、简答题 略

六、绘图题 略

第六章 脊柱区

一、填图题

图 6-1 胸腰筋膜
1. 椎体　　　　　2. 腰大肌　　　　3. 棘突
4. 棘上韧带　　　5. 胸腰筋膜后层　6. 竖脊肌
7. 背阔肌　　　　8. 胸腰筋膜中层　9. 腰方肌
10. 胸腰筋膜前层　11. 腹外斜肌　　12. 腹内斜肌
13. 腹横肌

图 6-2 椎管及椎管内容物经第 5 颈椎平面上面观
1. 脊神经节　　2. 脊神经前根　　3. 脊神经后根
4. 软脊膜　　　5. 脊髓蛛网膜　　6. 硬膜外隙
7. 骨膜　　　　8. 硬脊膜　　　　9. 蛛网膜下隙

二、名词解释 略

三、单项选择题 1. B　2. A　3. D　4. D　5. C　6. E

四、多项选择题 1. ABCDE　2. ABE　3. ABC　4. ABCD

五、简答题 略

六、绘图题 略

第七章 上 肢

一、填图题

图 7-1 腋窝内容

1. 副神经   2. 膈神经   3. 迷走神经
4. 颈总动脉   5. 锁骨下动脉   6. 腋动脉
7. 胸肩峰动脉   8. 胸外侧动脉   9. 胸长神经
10. 胸背动脉和胸背神经   11. 尺神经   12. 正中神经
13. 旋肱后动脉   14. 腋神经   15. 三角肌
16. 肌皮神经

图 7-2 臂前区深层结构

1. 腋动脉   2. 尺神经   3. 前臂内侧皮神经
4. 尺侧上副动脉   5. 旋前圆肌   6. 正中神经
7. 指浅屈肌   8. 尺神经   9. 尺动脉
10. 指深屈肌   11. 桡动脉   12. 桡神经
13. 前臂外侧皮神经   14. 肱二头肌   15. 肱肌
16. 肱二头肌   17. 正中神经   18. 肌皮神经
19. 喙肱肌   20. 三角肌

图 7-3 肘前区与前臂前区的浅层结构

1. 尺神经   2. 肱动脉   3. 贵要静脉
4. 前臂内侧皮神经   5. 尺侧上副动脉   6. 尺神经
7. 肱动脉   8. 尺动脉   9. 旋前圆肌
10. 前臂内侧皮神经   11. 肱桡肌   12. 桡动脉
13. 桡神经   14. 前臂外侧皮神经   15. 头静脉
16. 肱肌   17. 肱二头肌

二、名词解释   略

三、单项选择题   1. A   2. D   3. C   4. A   5. B   6. B   7. D   8. B

四、多项选择题   1. CE   2. ABCE   3. ADE   4. BCD   5. ABCE

五、简答题   略

六、绘图题   略

第八章 下 肢

一、填图题

图 8-1 臀部的血管、神经
1. 臀上静、动脉及臀上神经　2. 臀下静、动脉及臀下神经
3. 梨状肌　　　　　　　　　4. 大转子　　　　　　　5. 股后皮神经
6. 股方肌　　　　　　　　　7. 坐骨神经　　　　　　8. 阴部内动、静脉
9. 阴部神经　　　　　　　　10. 髂后上棘

图 8-2 股前内侧区浅层肌及血管、神经
1. 腰大肌　　　　　　　　　2. 髂总动、静脉　　　　3. 髂外动、静脉
4. 股动脉、股静脉　　　　　5. 耻骨肌　　　　　　　6. 长收肌
7. 股薄肌　　　　　　　　　8. 缝匠肌　　　　　　　9. 股内侧肌
10. 髌骨　　　　　　　　　　11. 股外侧肌　　　　　　12. 髂胫束
13. 股直肌　　　　　　　　　14. 股神经　　　　　　　15. 腹股沟韧带
16. 股外侧皮神经　　　　　　17. 髂前上棘

图 8-3 小腿后区的血管和神经
1. 股二头肌　　　　　　　　2. 胫神经　　　　　　　3. 腓总神经
4. 腓肠肌　　　　　　　　　5. 胫后动、静脉　　　　6. 比目鱼肌
7. 𧿹长屈肌　　　　　　　　8. 胫神经　　　　　　　9. 胫骨后肌
10. 趾长屈肌　　　　　　　　11. 胫后动脉　　　　　　12. 半膜肌和半腱肌
13. 腘动、静脉

二、名词解释　略

三、单项选择题　1. D　2. D　3. D　4. C　5. D　6. A　7. A

四、多项选择题　1. BCDE　2. BDE　3. ACDE

五、简答题　略

六、绘图题　略

参考文献

[1] 崔慧先,李瑞锡.局部解剖学(第9版)[M].北京:人民卫生出版社,2018.
[2] 丁文龙,刘学政.系统解剖学(第9版)[M].北京:人民卫生出版社,2018.
[3] 张朝佑.人体解剖学(第3版)[M].北京:人民卫生出版社,2009.
[4] 人体解剖学与组织胚胎学名词审定委员会.人体解剖学名词(第2版)[M].北京:科学出版社,2014.
[5] 韩卉,董炜.局部解剖学学习纲要[M].合肥:安徽人民出版社,2006.
[6] 高秀来.局部解剖学实习教程[M].北京:北京大学医学出版社,2009.
[7] 陈熙,万炜.局部解剖学实验[M].北京:科学出版社,2017.